汉竹编著·健康爱家系列

零基础

学耳穴

查炜/主编

江苏凤凰科学技术出版社

全国百佳图书出版单位

———·南京·———

图书在版编目（CIP）数据

零基础学耳穴 / 查炜主编 . — 南京：江苏凤凰科学技术
出版社，2021.7（2024.01 重印）
（汉竹·健康爱家系列）
ISBN 978-7-5713-1520-7

Ⅰ.①零… Ⅱ.①查… Ⅲ.①耳－穴位疗法 Ⅳ.①R245.9

中国版本图书馆 CIP 数据核字（2020）第 216616 号

凤凰汉竹

中国健康生活图书实力品牌

零基础学耳穴

主　　　编	查　炜	
编　　　著	汉　竹	
责 任 编 辑	刘玉锋　黄翠香	
特 邀 编 辑	张　瑜　蒋静丽　张　冉　仇　双	
责 任 校 对	仲　敏	
责 任 监 制	刘文洋	

出 版 发 行	江苏凤凰科学技术出版社
出版社地址	南京市湖南路 1 号 A 楼，邮编：210009
出版社网址	http://www.pspress.cn
印　　　刷	合肥精艺印刷有限公司

开　　　本	720 mm×1 000 mm　1/16
印　　　张	13
字　　　数	250 000
版　　　次	2021 年 7 月第 1 版
印　　　次	2024 年 1 月第 6 次印刷

标 准 书 号	ISBN 978-7-5713-1520-7
定　　　价	42.00 元

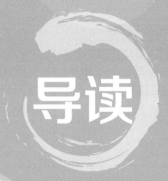

导读

耳朵上的穴位有哪些？
耳朵上的穴位为什么能治病？
耳朵的哪些变化代表身体有异常？
怎样刺激耳朵上的穴位？

中医基础理论认为，人体的局部和整体具有辨证统一的关系，即身体每一个局部都与全身的脏腑、经络等密切相关。耳郭经络丰富，《灵枢·口问》中说："耳者，宗脉之所聚也。"人体五脏六腑、组织器官、四肢百骸在耳郭上都有一定的反应区域。这些特定区域上的颜色、形态、痛阈、电阻等现象会随着人体健康状况的变化而变化，对这些"变化"诊察分析，可以探知相关疾病，故俗称"耳朵会说话"。同时对这些"变化"的区点进行按摩、指掐、针刺、温灸、贴压等适当刺激，能调整脏腑功能，疏通经络，增强体质，消除病痛，达到治病、强身、美容、保健、养生等目的。所以，运用耳穴治病的疗法日渐被人们所接受，成为医疗治病、居家保健养生的新方法。

耳穴疗法是中医针灸学的重要组成部分之一，是人们在生活、生产和与疾病做斗争中逐渐发现，逐渐认识，不断归纳、总结而成的。它起源于古代，流传于民间。耳穴疗法的基础是认识并且找准各个耳穴的位置，手法有按摩法、艾灸法、压丸法、埋针法、放血法等。

本书共分为四章，第一章重点介绍耳穴疗法的定义、耳穴治病原理、耳郭解剖、耳穴操作方法及各种注意事项等；第二章主要讲述耳穴的定位、主治、功效；第三章是针对内科、妇科、男科、儿科、骨科、五官科等多种常见病给出了耳穴治疗方法；第四章主要介绍了一些日常保健的耳部按摩方法。本书适用于初学耳穴疗法或业余爱好者，帮助他们打开思路，按图索穴，并且可以获得所需的耳穴诊断、治疗、美容、保健、抗衰老等技巧。

注：针刺疗法操作难度大，应在专业医师指导下进行。

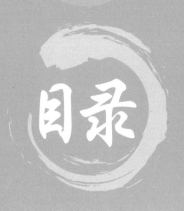

目录

第一章 耳穴入门，从了解耳朵开始

第二章 学习耳穴的定位与分布

第三章 学会耳穴疗法，轻松调理常见病

第四章 耳穴按摩，日常保健更轻松

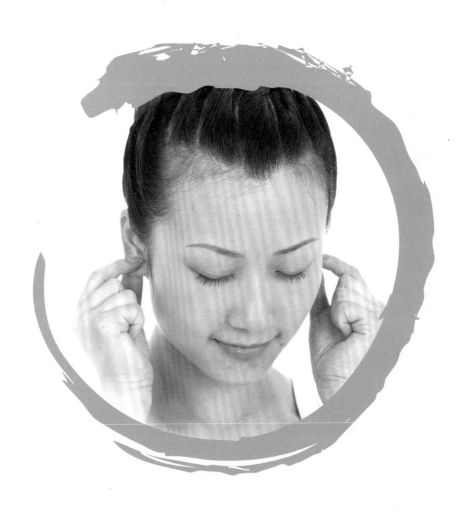

第一章

耳穴入门，从了解耳朵开始

耳穴疗法是在耳朵上施治的一种方法，这就需要我们首先了解耳朵的结构及其治病原理，包括耳朵与身体脏腑、经络的关系，所以本章从基本理论讲解开始，带领大家更深入地认识耳朵。

耳穴疗法为什么能治病

耳是人体的一个缩影，形状恰似"倒置胎儿"。邪从外入，或邪从内生，都会从人之皮部反映出来，所以无论内因或外因致病者，皆可以观察皮部的异常变化而知其内外。耳部皮肤是全身皮肤的重要组成部分，能从全身皮部变化诊察到的问题，同样也可以从耳部皮肤上诊察得知。

耳穴分布在耳部皮肤上，是机体五脏六腑、四肢百骸的生理、病理状态通过经络或神经、体液传递到耳朵上的"窗口"，通过耳穴防治疾病是遵循耳穴与人体各部位存在的有机联系的规律。耳穴不但可以传递和反映人体各部位的生理状态，而且人体任何一处发生病变，都可以通过经络或神经、体液传递，使病变信息反映到相关耳穴上来。对这些相关耳穴进行良性刺激，其所产生的信号可以传递到相应脏腑或部位，使通往病灶的经络气血畅通，扶正祛邪，调理脏腑。通过一系列复杂的调节过程，使人体的阴阳恢复平衡，从而促进各项生理功能恢复到正常状态，以达到预防和治疗疾病的目的。

什么是耳穴疗法

耳穴疗法，是采用针刺、放血、按摩、艾灸、皮内埋针、压丸、药物贴压与注射等多种治疗方法，通过刺激耳郭穴位达到防治疾病和强身保健目的的一种方法。

耳穴疗法，全称为耳穴诊断治疗学或耳针学，又称耳郭穴位刺激疗法，是我国针灸医学的一个分支学科和重要组成部分，是中医学宝库中的珍贵财富。它操作简便，适用范围广，治法多样，疗效快速，安全可靠。对于大众而言，耳穴疗法易学易懂，不花钱或少花钱，就能防治疾病。这种疗法恰好也是当代人追求的非药物自然疗法之一，因此，日益被大众接受和采用。

耳郭与经络、脏腑关系密切

耳包括外耳、中耳和内耳三部分，外耳又主要包括耳郭和外耳道两部分。我们所能看到的耳朵就是外耳中的耳郭部位，而且耳穴也多分布在耳郭上。故我们常说的"耳朵"，其实指的是"耳郭"。

耳郭与脏腑的关系

耳郭是机体的组成部分，需要精、髓、气、血、津、液等基本物质的滋养才能正常发挥其生理功能，而这些基本物质的生成、运行和输布又依赖于脏腑功能活动来实现。因此，耳郭的功能正常与否，与脏腑生理功能的关系极为密切。

耳为肾窍，脑为髓海，肾藏精而生骨髓。故肾精旺盛，骨髓充沛，则耳功能正常。心有二窍：一则在舌，二则为耳。心主血脉，推动血液运行，只有心功能正常，血才能上奉于耳。脾为后天之本，气血生化之源，其功能正常，才能源源不断化生气血，上荣于耳。肺主宣发，外合皮毛，故靠肺的宣发，才能使卫气运行、津液输布于耳郭，从而护卫肌肤、润泽皮毛。肝主疏泄，调畅气机，使气血津液周流无阻。所以耳郭功能正常与否，与肝也有密切关系。因此，气、血、津、液、精、髓等基本物质的生成、运行和输布，需脏腑相互配合才能使骨髓充于耳，肾精通于耳，气血荣于耳，津液润于耳，从而发挥耳郭收集声波、接受刺激、传注经气、调节机体的功能及反映病候、帮助诊断的功能。

耳郭与经络的关系

耳郭是机体的组成部分，也是经络循行的部位。《灵枢·口问》中曰："耳者，宗脉之所聚也。"这句话阐明了耳郭是众多经脉、气血汇集之处，且经脉有直入耳中和循行于周围的情况。

由于经络是"内属脏腑，外联肢节"的网络组织，众多经络通聚于耳，构成"脏腑—经络—耳穴"三者直接相通的关系。脏腑产生的气血津液通过经络传注运行于耳郭，使它发挥良性、双向性的调节功能。当邪气侵犯脏腑时，又通过经络作用反映在相关耳穴上，便出现了颜色、形态、皮屑、皮疹、血管、电阻、痛阈等改变，为临床诊断提供客观依据。对耳穴进行刺激时，通过疏通经络、调和气血、扶正祛邪，可以达到防治疾病、美容保健的目的。

耳穴疗法好处多

耳穴疗法是我国古老的针灸医学的一个重要组成部分，在我国古代文献中一直都有记载。近代对应用耳穴预防、诊断、治疗疾病及保健等方面的研究有了新的发展，并已逐步发展为耳穴诊断治疗学体系，甚至影响到了世界医学。耳穴疗法具备以下特点。

适用范围广

耳穴疗法的治疗范围非常广泛，遍及人体呼吸系统、循环系统、消化系统、神经系统、内分泌系统、泌尿系统、免疫系统等。耳穴疗法具有调节神经平衡、镇静止痛、疏通经络、调节气血、强身壮体等功能，广泛应用于内科、外科、妇科、儿科、神经科、五官科、皮肤科等疾病的诊疗。对功能性疾病，如神经衰弱、情绪不稳定、忧郁、焦虑、疲劳综合征、神经功能紊乱等症和器质性疾病，以及病毒、细菌所致的一些疾病均有治疗作用。耳穴疗法，对于一些急性扭伤痛症疗效也很好。

能防能治

耳穴疗法既能治病，又可以防病。耳穴疗法不仅可以提高人体免疫力，增强抗病能力，能防治晕车、晕船、晕机、竞技综合征、输血输液反应等，还可以美容、保健、养生、抗衰老。

副作用少

耳穴疗法是一种较为安全的治疗方法，属于自然疗法，无刺伤内脏之虞，也不易发生滞针、折针等现象。使用时注意消毒，并详细询问既往针灸治疗史、耳郭感染和晕针等现象就可以预防，同时还可以避免药源性疾病的发生。由于一些人有病乱投医，多药联用以求速效，致使药源性疾病发生。耳穴疗法的广泛应用，对减少药源性疾病的危害有着很重要的意义。

可补中药、体针之不足

单用中药、体针①治疗效果较差时，可配合耳穴治疗，或耳穴疗法配合中药、体针综合治疗以增强疗效。耳穴疗法不但可以调阴阳、补虚损、泻火毒、疏气血、调节脏腑功能，而且还有抗过敏、抗晕厥、抗感染、抗风湿、抗昏迷等作用。此外，在改善微循环、松弛肌痉挛、降低血脂、减轻体重、改善抑郁、调整情绪、增强免疫力以及改善视力等方面，都有其独到的疗效，可以弥补中药、体针之不足。

简便易行

耳穴的分布有一定的规律性，大多数耳穴以人体解剖学名称命名，易学易记，操作简便，且随时随地都可应用，尤其像毫针法、放血法、压丸法、贴膏法、按摩法等无需特殊设备即可操作。

注①：一般泛指用来针刺身体各部位经络、穴位的疗法，是与耳针等相对而言的。

先来了解一下自己的耳朵

耳郭由形状复杂的弹性软骨和少量的脂肪及结缔组织构成，外覆以皮肤，皮下有丰富的神经、血管和淋巴管分布。耳郭凹面向前为前面或称正面，凸面向后为后面或称背面。

耳郭正面

（一）耳轮部

耳轮：耳郭外侧边缘的卷曲部分。

耳轮脚：耳轮深入耳甲的部分。

耳轮脚棘：耳轮脚和耳轮之间的软骨隆起。

耳轮脚切迹：耳轮脚棘前方的凹陷处。

耳轮结节：耳轮外上方的膨大部分。

耳轮尾：耳轮向下移行于耳垂的部分。

轮垂切迹：耳轮和耳垂后缘之间的凹陷处。

耳轮前沟：耳轮与面部之间的浅沟。

（二）对耳轮部

对耳轮：与耳轮相对呈"Y"型的隆起部分，由对耳轮体、对耳轮上脚和对耳轮下脚三部分组成。

对耳轮体：对耳轮下部呈上下走向的主体部分。

对耳轮上脚：对耳轮向上分支的部分。

对耳轮下脚：对耳轮向前分支的部分。

轮屏切迹：对耳轮与对耳屏之间的凹陷处。

（三）耳舟部

耳舟：耳轮与对耳轮之间的凹沟。

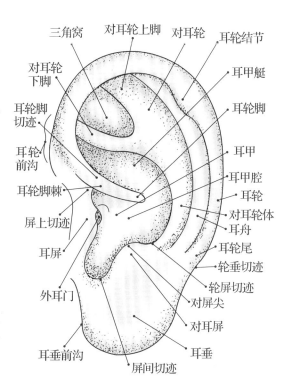

耳郭解剖名称示意图（正面）

（四）三角窝部

三角窝：对耳轮上脚、下脚与相应耳轮之间的三角形凹窝。

（五）耳甲部

耳甲：部分耳轮和对耳轮、对耳屏、耳屏及外耳门之间的凹窝。由耳甲艇和耳甲腔两部分组成。

耳甲艇：耳轮脚以上的耳甲部。

耳甲腔：耳轮脚以下的耳甲部。

（六）耳屏部

耳屏：耳郭前方呈瓣状的软骨隆起部分。

屏上切迹：耳屏与耳轮之间的凹陷处。

（七）对耳屏部

对耳屏：耳垂上方与耳屏相对的瓣状隆起处。

对屏尖：对耳屏游离缘隆起的顶端。

屏间切迹：耳屏和对耳屏之间的凹陷处。

（八）外耳门

外耳门：耳甲腔前方的孔窍。

（九）耳垂部

耳垂：耳郭下部无软骨的部分。

耳垂前沟：耳垂与面部之间的浅沟。

耳郭背面

耳轮背面：耳轮背部的平坦部分。

耳轮尾背面：耳轮尾背部的平坦部分。

耳垂背面：耳垂背部的平坦部分。

耳舟隆起：耳舟在耳背呈现的隆起。

三角窝隆起：三角窝在耳背呈现的隆起。

耳甲艇隆起：耳甲艇在耳背呈现的隆起。

耳甲腔隆起：耳甲腔在耳背呈现的隆起。

对耳轮上脚沟：对耳轮上脚在耳背呈现的凹沟。

对耳轮下脚沟：对耳轮下脚在耳背呈现的凹沟。

对耳轮沟：对耳轮体在耳背呈现的凹沟。

耳轮脚沟：耳轮脚在耳背呈现的凹沟。

对耳屏沟：对耳屏在耳背呈现的凹沟。

耳根

上耳根：耳郭与头部相连的最上处。

下耳根：耳郭与头部相连的最下处。

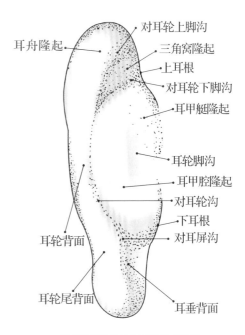

耳郭解剖名称示意图（背面）

什么是耳穴

耳穴是耳郭皮肤表面与人体脏腑、经络、组织器官、四肢百骸相互沟通的部位，也是脉气输注的所在。所以在耳郭上能反映机体生理功能和病理变化的部位均统称为耳穴。耳穴是耳郭诊断疾病和治疗疾病的特定位点。

当机体组织或器官发生病变时，耳郭上相应部位的耳穴就会出现各种阳性反应物[①]，人们可以通过耳穴阳性反应物的变化，分析、判断疾病的部位及性质，并通过多种适当的方法对耳穴进行刺激，就可以对疾病的病理过程产生影响，促使其逆转或消除。所以，人们通常又将耳穴称为反应点、反射点、敏感点、阳性点、压痛点、低电阻点、良导点、治疗点等。

耳穴是如何分布的

耳穴在耳郭上的分布有一定规律，它在耳前外侧面的排列像一个在子宫内倒置的胎儿，头部朝下，臀部及下肢朝上，胸部及躯干在中间。人体各内脏器官在耳郭代表区的形态与器官自身的形态颇为相似，且呈"投影"的对应关系。耳前控制人体的五脏六腑、组织器官和五官七窍，耳背控制人体背面的神经系统、运动系统等。左耳控制人体的左半身组织器官，右耳控制人体的右半身组织器官。

耳穴分布与人体的对应规律　　　　　　　　　　　　　　（续表）

耳朵部位	对应部位	耳朵部位	对应部位
耳垂	头部、面部	耳轮脚周围	消化道
对耳屏	头部、脑部和神经系统	耳甲艇	腹腔
轮屏切迹	脑干	耳甲腔	胸腔
耳屏	咽喉、内鼻和鼻咽部	屏间切迹	内分泌系统
屏上切迹	外耳		
对耳轮	躯干、运动系统		
对耳轮下脚	臀部、坐骨神经		
对耳轮上脚	下肢		
耳舟	上肢		
三角窝	盆腔、内生殖器官		
耳轮脚	膈肌		

掌握耳穴的这种分布规律可便于定位取穴治疗，然而部分耳穴的分布又不完全在耳郭解剖相应部位上，如动情穴、乳腺穴、睡眠深沉穴。因此在临床取穴治疗中，仍需注意特殊穴位的分布。

注①：耳郭阳性反应物是指在耳郭皮肤上出现丘疹、脱屑、变色、变形、血管变化等色泽形态上的各种改变。

耳部的分区

为了方便取穴，依据《中华人民共和国国家标准·耳穴名称与定位》分穴，按耳的解剖结构将每个部位分为若干个区。

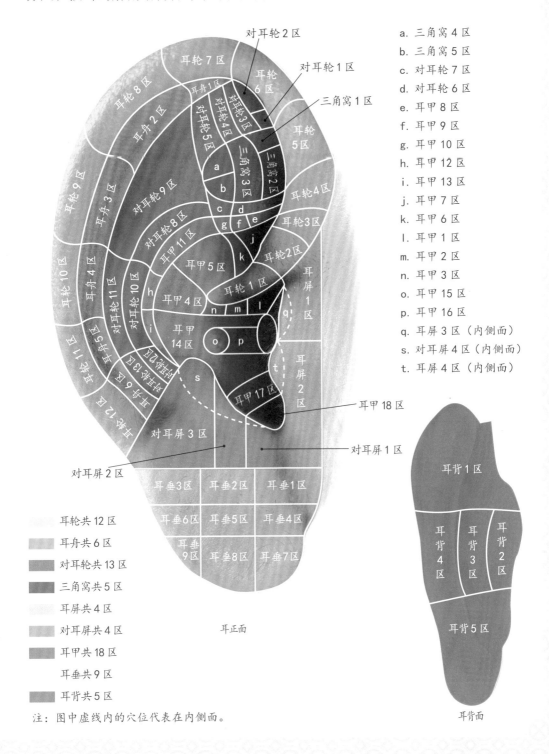

a. 三角窝4区
b. 三角窝5区
c. 对耳轮7区
d. 对耳轮6区
e. 耳甲8区
f. 耳甲9区
g. 耳甲10区
h. 耳甲12区
i. 耳甲13区
j. 耳甲7区
k. 耳甲6区
l. 耳甲1区
m. 耳甲2区
n. 耳甲3区
o. 耳甲15区
p. 耳甲16区
q. 耳屏3区（内侧面）
s. 对耳屏4区（内侧面）
t. 耳屏4区（内侧面）

耳轮共12区
耳舟共6区
对耳轮共13区
三角窝共5区
耳屏共4区
对耳屏共4区
耳甲共18区
耳垂共9区
耳背共5区

耳正面

耳背面

注：图中虚线内的穴位代表在内侧面。

耳穴是如何诊病的

《黄帝内经》曰："视耳好恶，以知其性。"所以历来有"观耳""察耳""望耳""诊耳"等耳穴诊断专节载录。近年来，耳穴诊断已发展形成耳穴望诊、耳穴摸诊、耳穴触（压）诊、耳穴电测等诊断方法。

耳穴望诊：学会观察耳郭的变化

耳穴望诊是借充足的、单一方向的自然光线，用肉眼观察耳穴颜色、形态、丘疹、脱屑、脂溢及其范围、厚薄、界限、光泽和血管的走向、形态等变化，并进行综合分析，判断有关病症。

望颜色

常见有红色、白色、灰色及中间白而边缘红等4种颜色变化，提示机体的功能性病变。

望形态

正常耳郭的形态是耳甲腔、耳甲艇、三角窝及耳舟、耳轮、对耳轮呈均匀的自然隆起或凹陷。呈病理反应的耳郭形态较为奇特，常有结节状隆起、点状或圆形状凹陷或条索状隆凹并见等特征，多属于器质性病变。

望丘疹

正常耳郭皮肤是无丘疹的。如果皮肤表面有针尖样大小、数目不等的点状突起，色红、淡红、淡白或暗灰，则提示有患妇科、大小肠、肾脏、膀胱、心脏、肺、气管等方面急慢性疾病的可能。

望脱屑

正常耳郭没有或很少有皮屑，有了也很容易擦去。病理现象的耳郭则有白色糠皮样或鳞片状皮屑且不易擦去，属于皮肤病征象。有灰尘样或脂溢性皮屑且不易擦去，可能提示为内分泌功能紊乱。

望血管变化

正常走向的耳郭血管若出现扭曲或中断，呈圆形、半圆形、条索状扩张或充盈，有时如鼓槌状或海星状变化，则提示身体可能出现病变。若血管红色而有光泽者提示为急性炎症；暗红色无光泽者提示为瘀血阻滞；暗灰色无光泽者提示为慢性炎症；暗紫或青紫色者则提示可能患有冠心病、高血压等。

耳穴摸诊：经常摸耳朵，有病早知道

耳穴摸诊是指操作者用拇指、食指二指指腹揉摸耳穴，辨别指下反应物的形状、范围、质地、是否移动、有无压痛、边缘是否整齐等，从而进行分析诊断。

❶对耳轮处，若摸到结节状、链珠状或条索状隆起，提示可能为脊椎病变。

❷上下颌点处，触摸到片状隆起、增厚而质软的阳性反应物，可能为牙周炎。

❸神经衰弱区，触摸到软骨增厚，又在脑干处触及条状软骨增生，提示可能有神经衰弱；在脑干相对的耳背触及软组织增厚质软者，可能为多梦；皮质下穴肥厚松软，而心穴、肾穴触感偏薄者，可能为失眠。

❹肩背穴，触及条片增厚者，多为肩背肌纤维炎。

❺肝穴，触摸到块状阳性反应物时，结合望诊与病史，可能是肝脏肿大。

❻肝穴，触摸到海绵状隆起者，可能是脂肪肝；胰胆区，触摸到片状隆起质硬者，可能是慢性胆囊炎。

耳穴触（压）诊：用按压的方法判断病情

耳穴触（压）诊是以顶端圆滑、硬度适中的工具，如火柴棒、弹簧探棒、牙签、按摩棒等，按照耳郭解剖部位，选用适当角度，用力均匀地触压探查，根据皮下是否有形态变化及患者是否有痛感等客观情况来综合分析、判断的诊疗方法。该法常为急性病变和各种疼痛的临床诊断、定位诊断与鉴别诊断提供依据。

（一）压痛点的分类与意义

❶一般痛（疼痛能忍）压（＋）

提示既往史、疾病初期或已愈，此穴不作诊断、治疗依据。

❷疼痛（一般痛加皱眉）压（＋＋）

提示疾病还在发生、发展或转化，此穴作为诊治的参考穴，是耳穴处方中的选配穴。

❸剧痛（疼痛加躲闪，不可忍）压（＋＋＋）

提示病灶所在，此穴作为分析定位、定经络、定性诊断之依据，是耳穴处方中的主穴。

（二）压痕的分类与意义

压痕是指探棒头压迫穴位皮肤后留下的痕迹，根据压痕不同分为以下两类。

❶根据颜色红白、压痕深浅、恢复平坦时间快慢

1. 压痕红、痕迹浅、恢复平坦时间快者，常见于肝炎、胃炎、胆囊炎、阑尾炎、神经衰弱、高血压、尿道痛等病症，属于急性、实证、热证、阳证[①]。

2. 压痕白、痕迹深、恢复平坦时间慢者，常见于缺血、水肿、过敏体质、肾虚腰痛、鼓膜内陷、耳鸣、耳聋等病症，属于慢性、虚证、寒证、阴证[②]。

❷根据压痕周围连续与否

1. 压痕周围连续者，称为"凹陷性水肿"，常见于慢性胃炎、慢性肾炎、肾积水、肾虚腰痛、身体浮肿、牙周出血、月经过多等病症。

2. 压痕周围断续者，称"水波纹冲击感"，常见于冠心病、肺气肿、心律不齐、心悸、多梦、月经不调、糖尿病等病症。

耳穴电测法：根据音响和痛感等级判断疾病

耳穴电测法，是根据耳穴探测仪器电测耳穴时发出的音响速度快慢、音响强弱、音调高低以及患者是否有压痛感、刺痛感等来判断疾病。

一般按照音响和痛感程度分为弱阳性、阳性、强阳性三级。

❶弱阳性（+）

音响速度慢，音响弱，音调低，频率低，不刺痛者，提示病变初期、痊愈或有既往史，此穴不作诊断依据。

❷阳性（++）

音响速度慢，音响强，音调仍低，不改变频率，但有压痛者，提示病变正在发生、发展或转归中，此穴可作诊疗分析参考之用。

❸强阳性（+++）

音响速度快，音响强，音调改变从低音到高音，且伴刺痛者，提示此处是病变部位所在，具有定位、定性、重点分析意义。

电测时的压力要均匀一致，以不出凹陷为度，在各穴停留的时间也要一致。在低凹处穴位电测时要沿垂直方向进行，否则易造成假阳性。同时，注意操作者的手不要直接捏着被测者的耳郭，以免影响测定的准确性。

注①：症见面红身热，神烦气粗，声大多言，口渴饮冷，尿赤便干，苔黄，脉数有力。

注②：症见面色苍白或暗淡，身重倦卧，肢冷倦怠，语声低微，呼吸微弱，气短等。

如何找准穴位

找准穴位，是耳穴治疗的前提。那怎样才能算是找准穴位呢？机械地按照耳穴的解剖部位刺激耳穴，不能算是找准穴位。只有在耳穴的区域内找到敏感点，对该点进行刺激，才算是找准穴位。

在相应部位取穴

在相应部位取穴，是根据人体病情选取与机体疾病相对应的耳穴。当机体某个器官、脏腑、肢体患病时，在耳郭与机体相对应的穴位点，出现阳性反应，如低电阻、低痛阈、变色、变形、丘疹、脱屑、血管充盈以及组织发生化学变化等。综合分析患者病情，通过刺激相对应的部位即可治疗临床相应疾病或起到保健作用。如胃痛取胃穴，泄泻取大肠穴、小肠穴，膝关节病取膝穴，偏头痛取颞穴，前头痛取额穴，腰椎病变选腰骶椎穴等。

另外，根据病变部位在耳郭相应穴区附近出现的反应点（压痛、变形、丘疹、脱屑等）取穴，也属此类取穴法。如肩周炎除了按相应部位取肩关节穴外，若肩穴或锁骨穴区出现阳性反应点，亦可取相应的肩穴或锁骨穴。在相应部位取穴是耳穴治疗的原则之一。

根据脏腑辨证和经络学说取穴

脏腑辨证取穴是根据各脏腑的生理功能和病理表现进行辨证取穴。脏腑辨证是耳穴治疗的特点，是中医辨证施治的核心。如脱发，藏象学说认为，"肾其华在发"，故取肾穴来治疗；皮肤病，藏象学说认为"肺主皮毛"，故取肺穴来治疗；痤疮，中医认为是肺胃郁热上熏于面部引起，患者多伴有阳明经热证，大便秘结，因此根据肺主皮毛、肺与大肠相表里的经络学说为依据，治疗痤疮时取肺穴、大肠穴为主穴来治疗。

中医理论取穴除根据脏腑辨证学说取穴外，还要根据经络学说取穴，即循经取穴和按经络病候取穴。

循经取穴是根据经络循行部位取穴，如坐骨神经痛，其经络循行部位属足太阳膀胱经，故可取膀胱穴来治疗；又如偏头痛，其病处属足少阳胆经循行部位，故取胰胆穴来治疗。

按经络病候取穴是根据经络"是动则病①"的病候来取耳穴。如齿痛，手阳明大肠经是动则病为齿痛，故齿痛取大肠穴；手少阴心经是主"心"所生病，如目黄、胁痛、臂内后廉痛、掌中热痛等，因此如见上述症状可取"心"穴治疗。

依照穴位功能取穴

每个耳穴都各有主治特点和功效，因此，在选穴组方时还要根据穴位的临床功能处方选穴。如神门穴是镇静止痛的要穴，故凡治疗疼痛性疾病、失眠、神经官能症、更年期综合征、竞技综合征、戒断综合征常取神门穴；枕穴是镇静止晕的要穴，对于头晕、头昏、晕车、晕船等有较好的疗效，故可取之；风溪穴有祛风止痒、抗过敏之功效，故凡皮肤瘙痒、荨麻疹、过敏性疾患常取之；耳尖穴、屏尖穴均有退热之功效，故发热时常取此两穴治疗。

依据现代医学理论取穴

许多耳穴的定位是以现代医学理论为基础，所以耳穴中许多穴名是以现代医学名称命名的，如肾上腺穴、内分泌穴、交感穴、皮质下穴等，这些穴位的功能是与现代医学理论相一致的。因此，在取穴时可结合现代医学理论选取耳穴。

如肾上腺穴具有调节肾上腺和皮质激素的功能，肾上腺所分泌的激素有抗过敏、抗炎、抗风湿的作用，故有过敏性疾患、炎性疾病、风湿病时，均可取肾上腺穴治疗。糖尿病是因胰岛素分泌缺陷或其生物作用受损而引起的一种以高血糖为特征的代谢性疾病，故糖尿病可选择胰胆穴、内分泌穴治疗。甲状腺功能亢进或减退、肥胖症、更年期综合征、高泌乳素血症、性激素失调等，也可取内分泌穴治疗。耳穴三焦是迷走神经、舌咽神经、面神经混合之所在，故刺激耳穴三焦可以治疗面瘫、面肌痉挛、面痛等头面部疾病。

根据临床经验取穴

在临床实践中，医务人员积累了一定的经验，对某些病症有良效，如耳尖放血可治疗高血压、发热、睑腺炎（麦粒肿），灸耳尖可治疗腮腺炎、睑腺炎、腰腿痛取外生殖器穴，甲状腺疾患取内分泌穴，白内障、青光眼取枕穴，过敏取耳背沟穴，阳痿取神门穴，口疮取心穴、脾穴，胆石症取胰胆穴。

交感神经的作用主要以扩张血管为主，因此，治疗血栓性脉管炎、雷诺病等血管闭塞性疾病时可选交感穴，但对于出血性疾病，如消化性溃疡、白血病、痔疮出血等有出血倾向者则禁用交感穴。

注①：是动则病是一种思想，是，意为这里；动，意为变动、变化。是动则病的思想，运用到针灸的诊断中，意思是这里出现变化，就是出现了疾病。

常用的耳穴操作方法

中医临床上常用的耳穴操作法有毫针法、埋针法、压丸法、放血法、耳灸法、注射法、磁疗法、按摩法等多种方法，下面就为大家一一介绍。

耳穴毫针法

（一）针具及器械

毫针是用金属制作而成的，以不锈钢为较常用材料。其它辅助工具有75%医用酒精棉球，血管钳或镊子，耳穴探棒（可选用棉棒、针柄或大头针针尾），消毒干棉球。

（二）消毒

应用75%医用酒精棉球，由内至外，由上至下，擦耳郭进行消毒，尤其要注意三角窝、耳甲腔、耳甲艇、耳孔周围和耳屏内侧等部位的消毒；毫针采用高压蒸汽灭菌消毒，或使用一次性毫针。操作者手部也要消毒。

（三）耳穴探查

探测耳穴的压痛点，并应用耳穴探棒轻轻按揉一下，使之成为一个充血的压痕，以便于针刺。也可以在消毒前轻轻按揉耳朵，使耳朵充血。

（四）体位、进针、行针、留针、起针

采用坐位，精神紧张、怕针或病重体弱者，可选用卧位进针。用左手拇指、食指固定耳郭，中指上托针刺部位的耳背，然后用右手拇指、食指持针，在选好的穴位处轻轻快速进针。

进针的方法有捻入法和插入法。针刺的深度应视耳郭局部的厚薄、穴位的位置而定，刺入3~5毫米深即达软骨，不可刺透耳郭对面皮肤。刺激强度应根据患者的病情、体质、耐痛度而定，手法以小幅度捻转为主，角度为180°以内。若局部感应强烈，可不行针。

留针时间一般为20~30分钟，慢性病、疼痛性疾病可适当延长时间，小儿、老年人不宜多留。

急性病证，可两侧耳穴同用；慢性病证，每次用一侧耳郭，两耳交替针刺。

起针时，左手托住耳背，右手起针，并用消毒干棉球压迫针孔片刻，以防出血，必要时再用2%碘伏棉球涂擦一次。

注意事项

1. 针刺耳穴，可能会有晕针现象，应注意预防。如已发生，要立即停止对耳穴的刺激，并让患者平躺休息。

2. 肢体功能障碍及扭伤、小儿脑瘫患者，在留针期间，应适当自行活动或被动活动关节，以起到行气、通络止痛的作用。

3. 针刺耳穴，疼痛感较重，应对患者做好思想工作，鼓励患者坚持治疗。

耳穴埋针法

耳穴埋针法是指耳穴皮下埋藏蝌蚪式或揿针式的皮内针，可微弱而持久地刺激耳穴皮肤感受器，以达到调节中枢神经、抑制病理性兴奋灶的目的，适宜于治疗各种慢性疾病。

操作方法

❶应用75%的医用酒精或2%碘伏严格地对耳郭各部进行消毒。

❷耳穴探查：应用耳穴探棒或2%耳穴探测仪测得所选耳穴的压痛点或低电阻变化点，并应用耳穴探棒轻轻按揉一下，使之成为一个充血的压痕，以便于针刺。

❸操作者左手固定耳郭，绷紧耳针处的皮肤，右手用镊子夹住消毒过的皮内针柄，轻轻刺入所选耳穴内，刺入针体的2/3，再用抗过敏胶布固定。若用环形揿钉状皮内针，因针环不易拿取，可直接将针环贴在预先剪好的小块胶布上，再按揿在耳穴内。

❹仅埋患侧单耳，每次埋针2~3穴，每天自行按揉3~5次，留针3~5天。若埋针处痛甚时，可适当调整针尖方向和深度；埋针处不要淋湿浸泡，夏季埋针时间不宜过长，埋针后耳郭局部跳痛不适时，需及时检查埋针处有无感染；若有感染现象，起针后，针眼处如有红肿或脓点，当立即采取相应措施。

注意事项

1. 严格进行针具和耳部的消毒，预防感染。

2. 埋针处如因疼痛而影响工作和休息时，可适当调整针尖的方向和深度。

3. 耳部不要受潮、浸泡，夏季埋针时间不宜过长，一般不超过5天。如果患者所埋针的针孔附近出现红、肿、热、痛的症状，应当立即将针取出，并对整个耳郭进行消毒处理，必要时及时就医。

4. 耳部皮肤有炎症、有冻疮者或皮肤对胶布过敏者，不适于应用本法进行治疗。

耳穴压丸法

耳穴压丸法，简称耳压法，指在耳穴表皮贴敷药丸、药籽、谷类等，予以按压，以达到激发经气、疏通脉络的目的。该法不仅有耳针、埋针的效果，而且简便、安全，不易引发感染，故深受欢迎。

（一）操作方法

先找准穴位，并压个凹陷作为记号，消毒后，操作者左手固定耳郭，右手用镊子取下一块粘有药丸的胶布，准确地贴在作有记号的耳穴上，按压数秒后，即能见到效果。若不见效，可调整位置或加贴对侧耳背相应处（此谓"对压"）。

（二）常用药丸种类及适应证

仁丹： 具有芳香醒神、清热解毒的功效。适用于眩晕、神经官能症、中暑、高热、昏迷等。

六神丸： 具有清热解毒、利咽开音的功效。适用于咽喉炎、扁桃体炎、气管炎等。

喉症丸： 具有清热解毒、宣肺利咽的功效。适用于咽痛、咽炎、扁桃体炎、气管炎等。

冰片： 芳香开窍，善于走窜、入心。适用于失眠、神经衰弱、眩晕、心律失常等。

注意事项

1.防止胶布受潮和污染，以免引起皮肤炎症。如有对胶布敏感者，可加贴肾上腺穴、风溪穴。

2.夏天汗多，贴药2~3天为宜；冬天干燥，可贴3~6天。但耳郭有冻疮、炎症、溃疡者，不宜使用本法。

3.侧卧时压丸处疼痛难忍者，可放松胶布或移动位置，即可缓解疼痛。

耳穴放血法

耳穴放血法是指用三棱针、一次性采血针或毫针等，对准耳穴浅表络脉进行点刺放血的疗法。

（一）操作方法

1 按摩耳穴1~2分钟，使其充血，严格消毒。

2 操作者左手固定耳郭，右手以三棱针或一次性采血针对耳穴或浅表络脉快速点刺，挤出血液5~10滴。

3 用干棉球稍加按压，胶布固定，防止感染。

4 一般2~3天1次，若是急性病，可每天1次。

（二）适应证

本法具有活血化瘀、开窍醒神、镇静止痛、清热解毒等功效，适用于实证、热证和瘀血阻滞经络所导致的疼痛诸症。

！ 注意事项

1.体质虚弱者不宜使用此法；孕妇、血液病患者或凝血功能障碍者禁用。

2.本法操作时手法宜轻、浅、快，出血量不宜过多，挤出之血为暗红色、紫红色，但随病情好转，血色可变为红色、淡红色。

3.对耳背浅表静脉多次放血者，应先从远心端开始，切勿首次在中央施术。

4.操作完毕后，用消毒后的干棉球按压，切勿揉擦，否则皮下易形成血肿。

耳灸法

此法是以温热刺激耳穴来防治疾病的方法。《黄帝内经》曰："针所不为，灸之所宜。"《医学入门》云："凡药之不及，针之不到，必须灸之。"

操作方法

1 温和灸法

选用艾条进行全耳郭的施灸，点燃艾条一端，对准耳穴，距皮肤2厘米左右处施灸，施灸时以耳郭明显充血、有灼热感为度。每次施灸3~5分钟，两耳交替进行，隔天1次。

木法适用于诸多病症。

❷ 线香灸

耳穴小但穴位集中。将点燃的卫生香对准所选的耳穴灸治，穴位不宜过多，以每次选取2~3穴为宜。通常以患者感到温热而稍有灼痛感为度，每次施灸3~5分钟，两耳交替进行，隔天1次。

本法主要适用于运动系统和脏腑疾病。

❸ 灯芯草灸

将事先准备好的灯芯草剪成1厘米长，并用麻油浸泡。治疗时将灯芯草置于患者耳尖或其他耳穴，亦可运用小镊子夹持在耳穴上，用火柴点燃任其燃烧，待灯芯草燃尽，有时会发出轻微的"噼啪"声；或者点燃灯芯草，对准耳穴，迅速点灸，听到一声清脆的声响，为1壮。每穴施灸1~3壮，两耳交替施灸，隔天1次。

本法主要适用于病毒性腮腺炎、结膜炎、咽喉炎、咳喘、小儿积滞、疳积、带状疱疹、小儿惊风、小儿夜啼等病症。

❹ 苇管器灸

苇管器的制作：取成熟苇管，截取粗细两节，套在一起制成苇管器。粗段苇管长4厘米，直径0.8~1厘米，切成下鸭嘴形；再在其上放薄铅片以防止艾火烧坏苇管；细段切成长3厘米，直径0.6~0.8厘米。粗细两段苇管套接在一起，接口处用胶布固定，插入耳孔端用胶布封闭。

操作方法：将花生米大小的艾绒或药艾绒放入苇管器内，点燃艾绒后，将苇管器插入耳孔内施灸，以耳孔感到温热为宜。一次灸3~9壮，灸患侧耳孔，每天1~2次。

本法主要适用于面瘫、耳聋、耳鸣、三叉神经痛、面肌痉挛等病症。

❺ 温针灸

待毫针针刺后，在针尾放置少许艾绒，并用手挤压使艾绒紧密地包绕在针柄周围，应用檀香或卫生香将艾绒点燃。每次艾绒燃烧约2分钟，每更换1次艾绒为1壮，每次灸3壮。

本法主要适用于虚寒证、风寒证。

> ## ❗ 注意事项
>
> 1.施灸时注意距离，以免灼烧头发。
>
> 2.施灸的灸量以耳郭潮红，稍有灼热感，但未起疱为度。如已起疱可涂抹药膏，以促进水疱自然消退；切勿将水疱刺破，以防感染。
>
> 3.再次施灸时，宜更换耳郭或耳穴。
>
> 4.精神紧张、严重心脏病患者及孕妇慎用耳灸法。

耳穴注射法

耳穴注射法，简称"穴注"，又名"水针法"或"小剂量药物注射法"，是指将刺激性小、对皮肤没有坏死作用的微量药物注入耳穴，通过针尖和药物的协同作用，调整人体抗病能力，达到防治疾病的目的。

（一）操作方法

1 选择药物：B族维生素、维生素E等。

2 皮试注射器，吸取所选药液。

3 严格消毒耳郭皮肤，一手固定耳朵，并将要注射的耳穴皮肤绷紧，另一手将针头斜面向下刺入耳穴皮下与软骨膜之间，抽动针芯，如无回血，方可缓慢地推注药液0.1~0.5毫升，以隆起如豆大或丘疹样的肿疱为准。

4 术毕，针孔处可有少许渗血或药液外溢，应以消毒过的干燥棉球轻轻压迫，不宜重压和按摩，以促进药物自然吸收。

5 注射患侧或双侧耳郭，每隔3天1次，10次为1疗程。休息1周后，可继续治疗。

（二）适应证

咳嗽、哮喘、瘙痒、淋病、高血压、心悸、失眠、胃痛、腹痛、痢疾、痹症、咽痛、目赤肿痛、中耳炎、面瘫、三叉神经痛、坐骨神经痛、软组织扭伤、各种神经性疼痛、皮肤病等。

注意事项

1. 严格消毒，慎防感染。

2. 准确了解药物性能、剂量、有效日期及禁忌证等，凡有过敏反应的药物必须先做皮试。

3. 首次使用耳穴注射者或年老体弱者，选穴不宜过多，药液剂量也应减少。

耳穴夹治法

耳穴夹治法是采用耳穴仪器的一对夹头，分别夹住所取穴位进行电刺激的方法。

（一）操作方法

1 补泻方法

先将仪器的阳极夹头夹住主穴，阴极夹头夹住配穴。补法：电流强度弱（患者有似咬似抽、轻轻弹振的感觉），频率低（80~120次/分钟）；泻法：电流强度强（以患者能忍为度），频率高（180~220次/分钟）；平补平泻法：电流强度与频率均处于"补"与"泻"两法之间。

②治疗时间

每次30分钟，虚证者每天1次，或隔天1次；实证者，每天1~2次，治疗时间可适当延长。6天为1个疗程，休息2~3天后，再行第2个疗程。

（二）功用与适应证

本法能疏通经络，调和气血，扶正祛邪，恢复机体平衡，适用于各种虚证。

！ 注意事项

两个夹头切勿相触，否则容易排线，影响疗效和仪器性能。

耳穴磁疗法

耳穴磁疗法是以磁体产生的磁力线透入耳穴来治疗疾病的一种方法。

（一）操作方法

①直接贴敷法

采用医用耳穴定向磁珠贴压法，将磁珠粘贴在耳穴上，同时在该穴的耳背处再贴一粒，以利于磁力线集中穿透穴位，更好地发挥治疗作用。适用于荨麻疹、扁平疣、神经性皮炎等皮肤病。

②间接贴敷法

采用薄层脱脂棉花将磁珠包裹置于耳穴（塞在外耳道口）上，以减少磁珠副作用。适用于耳鸣、耳聋的治疗。

③埋针加磁法

先按埋针法把皮内针埋入耳穴，在针环上敷一粒磁珠，胶布固定，每隔3~7天更换1次。

（二）适应证

本法对腹泻、头痛、肋间神经痛、慢性肝炎、肝区作痛、咳嗽、支气管哮喘等病症均有一定疗效。

！ 注意事项

1.有个别患者磁疗时会出现头晕恶心，嗜睡乏力，局部皮肤灼热发痒、起小疱或瘀斑，心悸，兴奋，失眠等症状，但一般短时间内会改善。取下磁珠后，症状即可消失，且不留后遗症。

2.初治疗时，磁体不宜过大过多。

3.孕妇，高热、急性传染病、血压高及支气管扩张等患者禁用此法。

耳穴贴膏法

耳穴贴膏法是用具有一定刺激性的橡皮膏贴在耳穴上进行治疗的方法。

（一）橡皮膏的性能和适应范围

❶消炎镇痛膏

来源多，效果好，对幼儿尤为适宜。

❷香桂活血膏

芳香味大，可疏通经络，适用于关节痛、腰腿痛，孕妇慎用。

❸活血镇痛膏

刺激性大，渗透力强，脑血管病患者宜用，孕妇慎用。

❹伤湿止痛膏

刺激性强，黏性大，适用于关节痛，孕妇慎用。

❺其他橡皮膏

如关节止痛膏、麝香镇痛膏、虎骨镇痛膏等，均可选用。

（二）操作方法

❶清除耳部污垢，消毒耳郭，以利于粘贴和药力渗透到皮下组织，刺激耳穴，达到疏通经络、调和气血之目的。

❷将橡皮膏切成0.4厘米×0.6厘米的小方块，贴在耳穴上，压紧，慎防漏气。

❸每次贴一侧耳穴，一般3天后更换贴对侧耳穴，天热时1天更换1次。

（三）适应证

本法对鼻窦炎、咽喉炎、咳嗽、气管炎、胃痛、头痛、头昏、哮喘、冠心病、腰腿痛、关节痛、高血压等病症均有一定疗效，尤其对小儿哮喘疗效更佳。

耳穴按摩法

耳穴按摩是一种防病治病的外治法。一般分为两种：一为自己进行耳郭穴位的保健性按摩；二为医生对耳郭穴位的治疗性按摩。常用的手法有：推、刮、按、摩、揉、搓、捏、点、压、切、掐等。

一、保健按摩

通过按摩耳郭，从而达到疏通经络、运行气血、防病治病、保健延年的效果。可结合"三按三呼吸"法进行。按压时，用鼻呼气；提起时，用鼻吸气。按摩时全身放松，心神安定，精神内守，采取坐位或立位，站立时两脚与肩平宽，两目平视、微闭。早晚均可（或不拘时间，如能养成晨起前按摩、睡前按摩的习惯更好），每天清晨1次，或早晚各1次。

（一）耳轮按摩法

❶双手握空拳，以拇指、食指沿耳轮上下来回按摩，直至耳轮发热为度，每天2~3次。

❷将两手掌相对搓擦10~20次，手掌发热后立即放在两耳上，由下向上顺耳轮呈椭圆形旋转按摩10~20次；再将两掌相对搓擦10~20次，手掌发热后放在两耳上，由上向下顺耳背呈椭圆形旋转按摩10~20次。此法可补肾气，以预防耳聋、耳鸣，也可以治疗四肢、脊柱疾病以及失眠。

❸用两手拇指、食指两指捏拿耳轮区，轻点揉按18次，做"三按三呼吸"。此法可防治阳痿、前列腺增生症、尿频、尿失禁、便秘。

（二）耳屏按摩法

两手中指、食指两指尖在两耳屏轻轻揉按，顺时针揉按18次，逆时针揉按18次，做"三按三呼吸"。此法可防治感冒、鼻炎、咳喘等病症。

（三）耳尖按摩法

两手拇指、食指两指捏拿耳尖穴处，轻微揉按18次，做"三按三呼吸"。此法可防治眼疾、感冒、发热、惊风、高血压、头痛、眩晕。

（四）三角窝按摩法

两手食指或中指尖，在三角窝处揉按18次，做"三按三呼吸"。此法可防治月经不调、不孕不育、阳痿、早泄、遗精等生殖系统疾病。

（五）耳甲艇按摩法

两手食指或中指尖，在耳甲艇区揉按18次，做"三按三呼吸"。此法可防治胃病、泄泻、胆结石、肝炎等病症。

（六）耳甲腔按摩法

两手食指或中指尖，在耳甲腔区揉按18次，做"三按三呼吸"。此法可防治心悸、怔忡、感冒、气管炎、支气管哮喘等病症。

（七）耳垂按摩法

❶捏拿耳垂法：两手拇指、食指两指捏拿耳垂区，轻微揉按9次，双手指松开，再按照上法做9次，再做"三按三呼吸"。此法可防治近视、远视、青光眼、白内障等眼部疾病。

❷提拉耳垂法：双手拇指、食指捏住耳垂，由上而下，一边下拉，一边摩擦，拇指、食指离开耳垂时，则耳垂弹回。手法由轻至重，每次3~5分钟，早晚各1次。此法可用于治疗头晕、头昏、头痛、眼疾，也可防治感冒。

（八）耳背按摩法

❶两手拇指、食指捏拿耳背、耳腹处，揉按18次，做"三按三呼吸"。此法可防治眩晕、高血压。

❷两手食指放在耳前部，用两手拇指指腹按摩耳背部。把耳背部分为上、中、下三部分，按照由内向外的顺序按摩，上下两部分各按摩10~20次。

❸两手掌心（劳宫穴）对准耳背作揉按，正转27次，反转27次，做"三按三呼吸"。此法可防治脏腑病症。

❹全耳腹部按摩：两手掌心（劳宫穴）对准耳腹作揉按，正转27次，反转27次，做"三按三呼吸"。此法可防治脏腑病症。

（九）耳孔按摩法

两手拇指或中指尖对准耳孔中，钻按9次，做"三按三呼吸"。此法可防治耳鸣、耳聋、面瘫等疾病。

（十）耳根按摩法

两手食指、中指两指点按耳根处，手法轻柔，做"三按三呼吸"。此法可防治失眠。

（十一）全耳按摩法

双手手掌摩擦发热，五指并拢，横放于两耳上，指尖向后，双手紧压两耳，向耳后推摩，至手掌离开耳轮。然后再向前拉摩，此时耳郭则被翻向前方，双手摩擦耳背，至手指离开耳轮。如此一推一拉，往返按摩耳前与耳背，进行全耳按摩，以全耳发热为宜。一推一拉为1次，按摩18~27次。此法可疏通经络、调整脏腑功能，长期坚持应用，有助于预防疾病。

（十二）耳郭松按法

双手掌心对准耳郭，五指并拢，放于耳后，掌心一松一按，耳中会发出声响，每次做10~20次。

（十三）双揪两耳法

将耳轮按摩法和提拉耳垂法相结合的一种耳部按摩方法，首先从耳尖沿耳轮进行均匀按揉，然后至耳垂进行提拉。此法可疏经通络、活血醒脑，常用于治疗头痛、头晕、头昏、耳聋、耳鸣等。

二、治疗按摩

常用的耳郭治疗按摩方法有揉按法、点按法、掐按法三种。

（一）揉按法

患者坐位或卧位。操作者右手拇指、食指掌面对准穴位，揉按1~2分钟，指力由轻到重，以耳郭局部有热胀、舒适感为宜。每天揉按1~3次，每天或隔天1次。对体弱者手法要轻；对体壮者手法要重。揉按幼儿耳垂区时，两指放开似摘果状，反复揉按9次。此法可用于治疗眼疾、眩晕、面瘫、失眠、小儿遗尿、小儿积滞、小儿疳积等。

（二）点按法

患者坐位或卧位。操作者右手食指或中指尖掌面，对准穴位，点按1~2分钟，指力由轻到重，以耳郭局部有胀痛感为宜。对体弱者手法要轻；对体壮者手法要重。每次点按1~3穴，每天1~2次，5~10次为1个疗程。此法可用于治疗疼痛病症。

（三）掐按法

患者坐位或卧位。操作者右手拇指、食指掌面对准穴位，食指对准耳郭背部穴位，拇指对准耳郭腹部穴位，进行掐按，指力由轻到重，用力要均匀。对体弱者手法要轻；对体壮者手法要重。每次掐按1~3穴，每天2~3次，5~10次为1个疗程。此法可用于治疗疼痛疾病，也可用于急救。

 注意事项

1.按摩前应注意双手的卫生，注意修剪指甲，以免损伤耳部皮肤。

2.按摩后，以耳郭发热、发红、有舒适感为佳。

3.按摩用力要适度，不宜过重。

4.耳郭有冻疮、炎症、过敏时不宜按摩。

耳穴疗法要注意什么

耳穴疗法虽然操作简单，效果显著，但也有一些需要注意的地方，如适用疾病、禁忌等。此外，在耳穴治疗过程中容易出现的一些意外情况和患者反应，我们也要知晓并学会应对方法。

耳穴疗法的适用范围

耳穴疗法的治疗范围非常广泛，遍及人体呼吸系统、循环系统、消化系统、神经系统、内分泌系统、泌尿系统、免疫系统等。耳穴疗法不仅适用于人体的功能性疾病，对器质性疾病及病毒、细菌所致的一些感染性疾病也有很好的疗效。

（一）多种疼痛性疾病

耳穴疗法的特点之一是能止痛，对疼痛疾病有显著疗效，常用于以下几种疼痛病症。

❶**外伤性疼痛**：如扭伤、挫伤、骨折、脱臼等。

❷**神经性疼痛**：如头痛、偏头痛、三叉神经痛、肋间神经痛、坐骨神经痛。

❸**手术后疼痛**：如脑外、五官、胸、腹、四肢等术后所产生的伤口痛、疤痕痛。

❹**炎症性疼痛**：如扁桃体炎、咽炎、乳腺炎、前列腺炎、风湿性关节炎、膀胱炎等引起的疼痛。

（二）多种炎症性疾病

如中耳炎、急性结膜炎、疱疹性角膜炎、牙周炎、化脓性牙髓炎、咽喉炎、扁桃体炎、腮腺炎、气管炎、肺炎、胃炎、肠炎、阑尾炎、胆囊炎、盆腔炎、睾丸炎、风湿性关节炎、各种疮疡等。

（三）过敏反应疾病及皮肤组织疾病

过敏性鼻炎、过敏性哮喘、过敏性紫癜、过敏性结肠炎、结节性红斑、风湿热、药物疹、荨麻疹、红斑狼疮等疾病。

（四）内分泌代谢及泌尿、生殖系统等疾病

单纯性甲状腺肿、急性甲状腺炎、甲状腺功能亢进、糖尿病、肥胖病、尿崩症等采用耳穴疗法，可改善症状、减少用药量等。

（五）功能性疾病

内耳眩晕症、心律不齐、高血压、多汗症、性功能障碍、眼肌痉挛、面肌痉挛、神经衰弱、自主神经功能紊乱、月经不调、内分泌紊乱、功能性子宫出血等病症。

（六）多种慢性疾病

腰腿痛、颈椎病、肩背部肌纤维炎、肩周炎、迁延性肝炎、脑震荡及脑外伤后遗症、慢性胆囊炎、慢性胃炎、十二指肠溃疡等疾病。

（七）传染性疾病

流感、百日咳、猩红热、疟疾、肺结核、菌痢、传染性肝炎、扁平疣、腮腺炎等疾病。

（八）其他

可催产、催乳，治疗竞技综合征，预防输液反应，缓解晕车、晕船、晕机、感冒，并有保健、美容、减肥、抗衰老的功能。

耳穴疗法的禁忌证

耳穴治疗一般比较安全，但有些特殊情况要注意。

❶严重心脏病患者不宜使用，更不宜采用强刺激，如电针、放血等。

❷严重的器质性病变，如重度贫血、血友病等，不宜针刺，可用耳穴压丸法。

❸女性怀孕40天至3个月者不宜针刺，5个月后需要治疗者，可轻刺激，不宜针刺子宫、卵巢、内分泌等穴，有习惯性流产者禁用耳穴治疗。

❹女性在月经期内，文献记载不宜针刺，但多年实践中发现治疗无不利影响，个别有经期缩短、月经骤停现象，但停针后，周期又会恢复者，以后可以继续治疗。

❺外耳患有病症，如溃疡、湿疹、冻疮破溃时，暂不宜针刺，可先治疗外耳疾患，针刺外耳肾上腺、耳尖放血，待耳郭皮肤病变痊愈后，再用耳穴治疗其他疾病。

耳穴疗法常见反应

当对耳穴进行治疗时，由于耳穴与人体经络、脏腑相通，故人体常常会出现各种反应，如耳部反应、患病部位反应、循经感传反应，甚至全身反应等。

（一）耳部反应

刺激耳穴时，耳穴常有胀、痛、酸、麻、热等感觉，尤以疼痛为主。刺激耳穴数分钟后，耳郭局部或全耳郭逐渐出现充血发热的现象，称为耳穴"得气"反应，一般出现上述反应均表明疗效较好。

（二）患部反应

刺激耳穴后，有的患者患病部位或相应脏腑自觉有舒适的热流运动感，有的患者患部肌肉会出现不自主运动。一旦出现这些患部反应，疾患可随之缓解或改善，疗效明显提高。

（三）循经感传反应

刺激耳穴时，有些患者可出现循经感传反应（如酸、麻、蚁行感、热流或凉流感等），有的患者循经感传反应可一直通达患病部位。凡出现循经感传反应者，疗效均较好。

（四）全身反应

刺激耳穴时，还会出现全身反应。如耳尖穴放血后，高血压患者在血压下降的同时，全身也会感到清爽、舒适。凡有明显全身反应者，疗效均较好。

（五）闪电反应

当出现急性疼痛时，找准某一耳穴敏感点进行刺激，疼痛可能会很快减轻，从而获得较好的疗效。

（六）连锁反应

用耳穴治疗某一疾患时，该病在获得缓解和痊愈的过程中，身体其他病症也会得到缓解和痊愈，称为"连锁反应"。如刺激耳穴治疗面瘫，随着面瘫症状的缓解和痊愈，失眠、食欲缺乏的症状也随之好转和痊愈。

（七）延缓反应

耳穴治疗停止后，刺激耳穴产生的效果并不随着治疗的停止而结束，病症仍在逐渐好转和改善，称为"延缓反应"。

（八）疲劳反应

用耳穴治疗时，开始感觉疗效很好，治疗一段时间后往往感觉疗效大不如前，这是因为耳穴"疲劳"了。这时停止耳穴治疗，几日后再重新开始，疗效又感觉明显了。所以采用耳穴治疗时，疗程间需要休息几日，休息期间不要对耳穴进行任何刺激。

遇到异常情况怎样处理

刺激耳穴治疗疾病时，有时会出现一些异常情况。虽然这些情况出现的概率较低，但大家需要知道应该怎样处理、如何预防。

（一）晕灸

晕灸者极少见，但也有极少数患者在艾灸耳穴时出现晕灸，即突然头昏、眼花、恶心、面色苍白、手脚冰凉、血压降低、心慌汗出，甚至晕倒等。

原因：多因初次施灸精神紧张、恐惧或空腹、疲劳、体质虚弱、姿势不当、艾灸刺激过重、室内空气混浊、气压低或天气闷热等引起。

处理：①轻度晕灸时，停止施灸，将患者扶至空气流通处，静卧片刻，也可给予温热开水或热茶饮服，消除患者的紧张心理，一般可自行恢复。②重度晕灸时停止施灸，让患者平躺，解开其衣领、腰带，抬高双腿，头部放低（不用枕头），可用艾条在百会穴（头顶，两耳尖连线的中点）做雀啄式温灸，温灸时不宜离头皮太近，以免烫伤，直至患者知觉恢复，症状消退。必要时需立即送医诊治。

预防：对初次施灸的患者，施灸前要做好有关艾灸治疗的解释工作，消除顾虑，使其精神放松；对饥饿患者，施灸前应适当进食；对过度疲劳者，应先休息，至体力基本恢复后，方可施灸。

（二）异常感觉

个别患者耳穴压丸后会出现异常疼痛，或有头痛、张口困难、肢体发凉、全身麻木等异常感觉。

耳穴异常疼痛其实是找对耳穴敏感点的表现。如患者尚能忍受，则无需处理，随着病症的好转，疼痛也会随之减轻；如患者难以忍受，只需将丸向旁边稍加推动，使其对耳穴的刺激减弱即可。刺激耳穴出现异常感觉者，一般疗效均较好，且异常感觉会随着病症的好转自行缓解和消除。

耳穴治疗需要注意什么

❶治疗前，必须注意治疗工具（如三棱针或一次性采血针）的消毒，以及耳郭的常规消毒。

❷耳穴压丸时，注意防止胶布潮湿和污染，以防感染。对胶布过敏的患者（如局部出现痒、红疹或丘疹），可改用其他耳穴疗法，或加贴压风溪穴。

❸按压时不可使劲搓动压丸，以免引起皮肤破损，造成感染。如因操作不当引起感染，只需取下压物后，局部涂以消炎软膏即可，同时暂停耳穴压丸。

❹夏季汗多，耳穴贴压时间不宜太长，应勤更换。

❺耳穴放血前，注意要按摩全耳郭，使其充血，否则耳穴不易出血。

❻耳穴放血时，注意针刺深度，不宜过深；注意放血滴数，不宜太多。

❼耳穴放血后，要注意用消毒过的干棉球充分按压止血，尽量减少汗液或水湿污染创口。

❽对于有动脉硬化、高血压的患者，耳穴放血后半小时内应注意观察是否有因血压下降而造成机体不适的情况出现。

❾耳穴艾灸时，应注意用石棉布等工具隔开头发，以免不慎燃着头发或烧伤头皮。

❿耳穴艾灸时以灸至皮肤发红稍有灼痛但不起疱为佳。如因操作不当造成烧灼起疱，可用蛋黄油涂抹，注意不要破皮，以免继发感染，小水疱可任其自行吸收。

⓫用器械按摩耳穴时，注意不要刺破皮肤，以防感染。

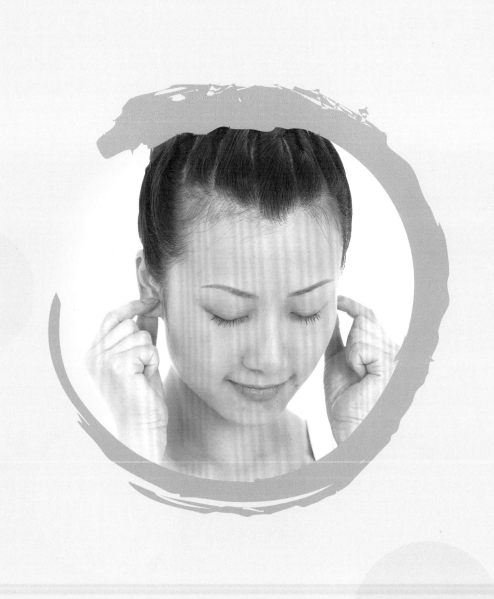

第二章

学习耳穴的定位与分布

了解耳穴的位置和功效是运用耳穴治病的基础，因此本章主要讲述耳穴的定位、功效以及主治病症，配有高清图，方便大家一目了然地看到穴位，找准穴位。

耳轮穴位

　　为了准确定位，将耳轮分为 12 区。耳轮脚为耳轮 1 区。耳轮脚切迹到对耳轮下脚上缘之间的耳轮分为三等份，自下而上依次为耳轮 2 区、3 区、4 区；对耳轮下脚上缘到对耳轮上脚前缘之间的耳轮为耳轮 5 区；对耳轮上脚前缘到耳尖之间的耳轮为耳轮 6 区；耳尖到耳轮结节上缘为耳轮 7 区；耳轮结节上缘到耳轮结节下缘为耳轮 8 区。耳轮结节下缘到轮垂切迹之间的耳轮分为四等份，自上而下依次为耳轮 9 区、10 区、11 区和 12 区。

耳尖　在耳郭向前对折的上部尖端处，即耳轮 6 区、耳轮 7 区交界处。

耳尖后区　在耳郭向前对折上部尖端的后部，即耳轮 7 区。

结节　在耳轮结节处，即耳轮 8 区。

轮 1 ~ 轮 4　耳轮 9 区 ~ 耳轮 12 区。

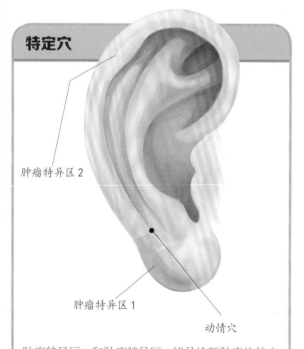

特定穴

肿瘤特异区 2

肿瘤特异区 1

动情穴

　　肿瘤特异区 1 和肿瘤特异区 2 皆是诊断肿瘤的特定穴，就诊断准确度而言，肿瘤特异区 1 的诊断价值要高于肿瘤特异区 2。动情穴是治疗性功能低下、性冷淡、阳痿的主穴。

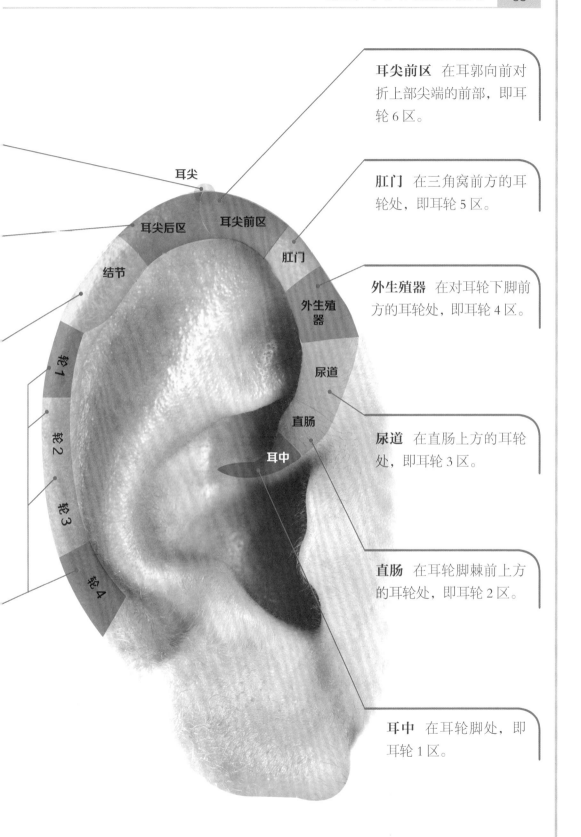

耳尖前区 在耳郭向前对折上部尖端的前部，即耳轮6区。

肛门 在三角窝前方的耳轮处，即耳轮5区。

外生殖器 在对耳轮下脚前方的耳轮处，即耳轮4区。

尿道 在直肠上方的耳轮处，即耳轮3区。

直肠 在耳轮脚棘前上方的耳轮处，即耳轮2区。

耳中 在耳轮脚处，即耳轮1区。

耳尖

耳尖后区

耳尖前区

肛门

结节

外生殖器

尿道

直肠

轮1

耳中

轮2

轮3

轮4

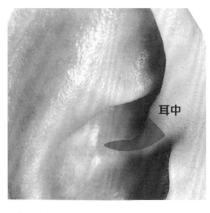

耳中　主治呃逆

耳中又称迷走神经点、支点、零点，可调节机体内脏各项功能。刺激该穴具有降逆止呕、清热凉血的功效。

❤诊断　本穴为诊断泌尿、消化和神经等系统疾患的参考穴。

🔲主治　呃逆、咯血、鼻出血等。

直肠　主治便秘、痔疮、脱肛 ▶

治疗直肠疾患之要穴，包括痔疮、脱肛。刺激该穴具有调整肠腑、止泻的功效。

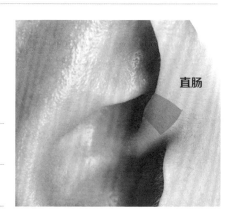

❤诊断　伴有大肠穴充血红润、触之平坦，多为肠炎、腹泻。

🔲主治　便秘、泄泻、脱肛、痔疮、痢疾、肠炎、内痔、外痔等。

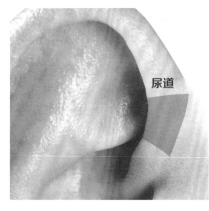

◀ 尿道　主治尿路感染、尿频、尿急、尿痛

诊断、治疗尿道疾患、鉴别泌尿系统感染之要穴，也是鉴别肾小球肾炎和肾盂肾炎之要穴。刺激该穴具有益肾缩泉、通利小便的作用。

❤诊断　尿道、内尿道疼痛敏感，电测呈阳性反应为急性尿路感染；电测可触及条索状反应物为慢性尿路感染。

🔲主治　遗尿、尿频、尿急、尿痛、尿道炎、前列腺炎等。

外生殖器　主治外生殖器疾患 ▶

诊断、治疗外生殖器疾患的参考穴。刺激该穴具有补益肾阳、利湿止痒的功效。

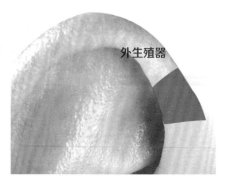

❤诊断　外生殖器电测呈阳性反应，多为性功能低下。

🔲主治　睾丸炎、附睾炎、阴囊湿疹、外阴瘙痒、阴道炎、盆腔炎、阳痿、早泄、不射精症等。

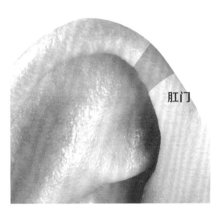

◀ 肛门 主治内痔、外痔、混合痔

诊断治疗肛门疾患之要穴，包括内痔、外痔、混合痔。刺激该穴具有清肠止血、敛疮消痔、通便止泻的功效。

💙诊断 若此穴处皮肤粗糙、纹理加深，呈褐色，多伴有肛门瘙痒。

📷主治 痔疮、肛裂、脱肛、肛门瘙痒、泄泻、痢疾、肛周炎等。

耳尖 主治发热、扁桃体炎 ▶

传统治疗穴，通常以放血为宜。刺激该穴具有退热、消炎、镇静、止痛、降压、抗过敏、清脑和明目等作用。

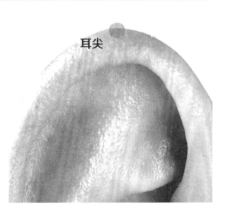

💙诊断 本穴为诊断肝功能受损的参考穴。

📷主治 发热、急性结膜炎、睑腺炎、神经衰弱、失眠、头痛、牙痛、痤疮、风疹、扁桃体炎等。

◀ 结节 主治头晕、头痛、高血压

别名肝阳1、肝阳2、肝阳，是治疗肝阳上亢之要穴。刺激该穴具有疏肝理气、平肝潜阳的作用。

💙诊断 本穴是诊断肝胆疾病的参考穴。

📷主治 肝炎、胁痛、纳呆、头晕、头痛、高血压等。

轮1~轮4 主治发热、上呼吸道感染 ▶

治疗上呼吸道感染的要穴，以放血为主要治疗手段。刺激该穴可清热解毒、利咽消肿。

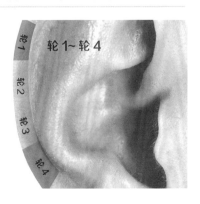

💙诊断 本穴是诊断发热病的参考穴，也是诊断扁桃体疾病的重要参考穴，耳穴压痛及电测阳性可确诊扁桃体红肿感染病变。

📷主治 发热、肩周炎、扁桃体炎、咽炎、喉炎等。

耳舟穴位

将耳舟分为六等份，自上而下依次为耳舟1区、2区、3区、4区、5区、6区。

肘 在腕区下方处，即耳舟3区。

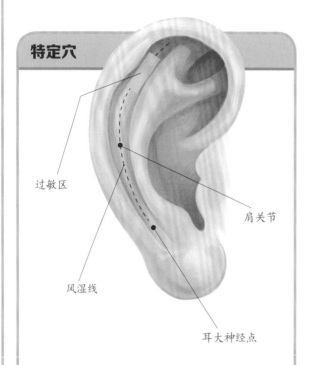

特定穴

过敏区

肩关节

风湿线

耳大神经点

肩 在肘区下方处，即耳舟4区、耳舟5区。

过敏区是诊断和治疗过敏性疾病、改善过敏体质之要穴，有"三抗一提"的作用，即抗过敏、抗感染、抗风湿、提高机体免疫功能。风湿线是用于诊断风湿性疾病和类风湿性关节炎的特定穴。耳大神经点是治疗颈肩综合征的要穴，是五大神经刺激点之一，又是五大活血要穴（热穴、心血管皮质下、交感、耳大神经点、枕小神经点）之一。肩关节是诊断、治疗肩关节炎、肩周炎之要穴，是肩三点[①]要穴之一。

锁骨 在肩区下方处，即耳舟6区。

注①：锁骨、肩关节、肩统称肩三点。

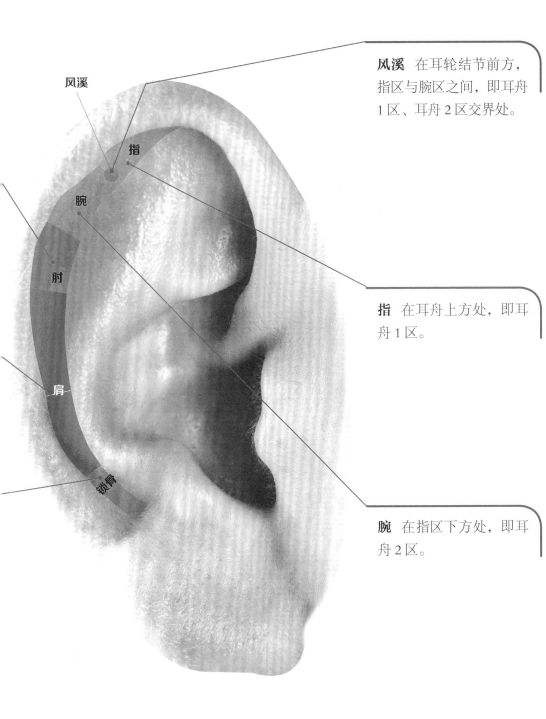

风溪 在耳轮结节前方，指区与腕区之间，即耳舟1区、耳舟2区交界处。

指 在耳舟上方处，即耳舟1区。

腕 在指区下方处，即耳舟2区。

耳舟部

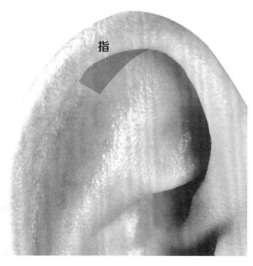

指 主治指关节扭伤

治疗指关节疾病的穴位，如指关节扭伤，颈椎病引起的手指麻木、针刺感等。刺激该穴具有疏经、活络、止痛的作用。

诊断 无定性意义。

主治 手指疼痛、麻木和拘挛，甲沟炎，指腹炎，手指冻疮，指关节扭伤等。

腕 主治腕部疼痛 ▶

治疗腕管综合征、腕关节炎、腕关节扭伤的穴位。刺激该穴具有舒筋活络、止痛的功效。

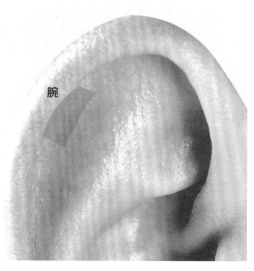

诊断 若该穴位见变形肿胀，电测呈阳性反应，多为腕管综合征。

主治 腕部疼痛、腕关节炎、腱鞘炎等。

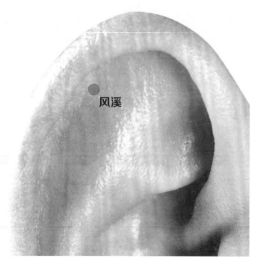

风溪 主治过敏性疾病

诊断过敏性皮肤病的参考穴，别名过敏区、荨麻疹区、荨麻疹点等。刺激该穴具有活血祛风、通络止痛、脱敏止痒的功效。

诊断 若此穴位区域内有较多脱屑，相应部位出现丘疹或点状、片状者，提示患有荨麻疹。

主治 荨麻疹、皮肤瘙痒症、神经性皮炎、过敏性皮炎、过敏性鼻炎、支气管哮喘、过敏性结肠炎等。

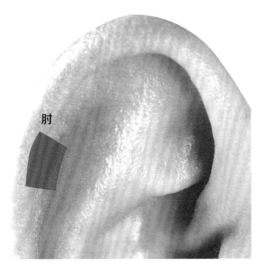

◀ **肘** 主治网球肘、肘关节扭伤

诊断治疗网球肘、高尔夫球肘之要穴。刺激该穴具有舒筋活络、止痛的功效。

诊断 若该穴区可见片状肿胀或隆起变形，耳背肘穴可能触及条索，判断为网球肘。

主治 肘部疼痛、屈伸不利，风湿性肘关节炎，肘关节扭伤等。

肩 主治肩周炎、肩关节疼痛 ▶

诊断和治疗肩周炎之要穴，是肩三点穴之一。刺激该穴具有舒筋活络、止痛的功效。

诊断 若该穴区电测呈阳性反应，多为肩周炎、肩关节疼痛、扭挫伤，少数伴有膝关节疼痛。

主治 肩周炎，肩关节疼痛，上肢瘫痪，落枕等。

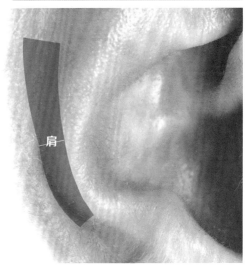

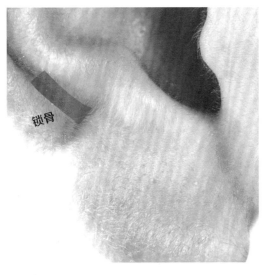

◀ **锁骨** 主治肩背部和肩颈部疼痛

诊断和治疗肩关节疼痛及肩周炎之要穴。刺激该穴具有舒筋活络、止痛的功效。

诊断 出现肩周炎、前屈后伸等功能障碍时，多以锁骨穴电测呈阳性反应为主。

主治 肩周炎、肩背痛、落枕、颈椎病、风湿病等。

对耳轮穴位

将对耳轮分为13区。对耳轮上脚分为上、中、下三等份，下1/3为对耳轮5区，中1/3为对耳轮4区。再将对耳轮上脚的1/3分为上、下二等份，下1/2为对耳轮3区；再将上1/2分为前后二等份，前1/2为对耳轮1区，后1/2为对耳轮2区。对耳轮下脚分为前、中、后三等份，前2/3为对耳轮6区，后1/3为对耳轮7区。

将对耳轮体从对耳轮上脚、对耳轮下脚分叉处至轮屏切迹分为五等份，再沿对耳轮耳甲缘将对耳轮体分为前1/4和后3/4两部分，前上2/5为对耳轮8区，后上2/5为对耳轮9区，前中2/5为对耳轮10区，后中2/5为对耳轮11区，前下1/5为对耳轮12区，后下1/5为对耳轮13区。

踝 在趾、跟区下方处，即对耳轮3区。

膝 在对耳轮上脚的中1/3处，即对耳轮4区。

髋 在对耳轮上脚的下1/3处，即对耳轮5区。

腰骶椎 在腹区后方，即对耳轮9区。

胸椎 在胸区后方，即对耳轮11区。

颈椎 在颈区后方，即对耳轮13区。

特定穴

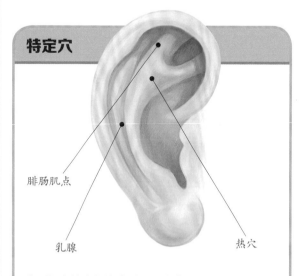

腓肠肌点

乳腺

热穴

腓肠肌点是诊断治疗腓肠肌痉挛之要穴。热穴是活血通络之要穴，是五大活血穴之一。乳腺是诊断治疗乳腺疾患之要穴。

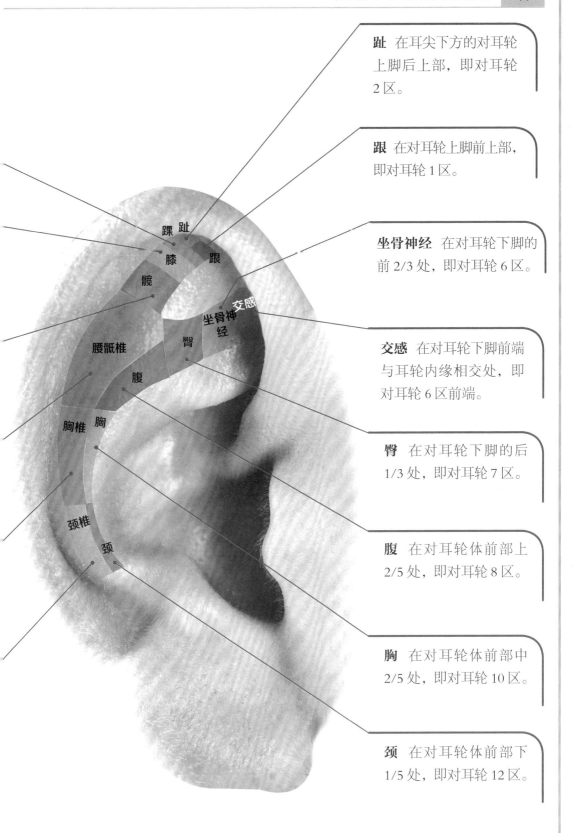

趾 在耳尖下方的对耳轮上脚后上部，即对耳轮2区。

跟 在对耳轮上脚前上部，即对耳轮1区。

坐骨神经 在对耳轮下脚的前2/3处，即对耳轮6区。

交感 在对耳轮下脚前端与耳轮内缘相交处，即对耳轮6区前端。

臀 在对耳轮下脚的后1/3处，即对耳轮7区。

腹 在对耳轮体前部上2/5处，即对耳轮8区。

胸 在对耳轮体前部中2/5处，即对耳轮10区。

颈 在对耳轮体前部下1/5处，即对耳轮12区。

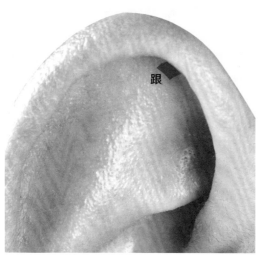

跟　主治足跟部疾患

诊断治疗足跟部疾患之要穴。刺激该穴具有强筋、壮骨、止痛的功效。

诊断 若该穴区触及条索，多为跟骨骨质增生；若电测反应呈阳性，多为足跟痛。

主治 足跟痛、跟骨骨质增生、肾虚腰痛等。

趾　主治趾关节扭伤、挫伤 ▶

诊断和治疗趾部疾患的穴位。刺激该穴具有活血通络、消肿止痛的作用。

诊断 无特定诊断意义。

主治 甲沟炎，趾关节扭伤，趾部疼痛、麻木、瘙痒，足趾拘挛等。

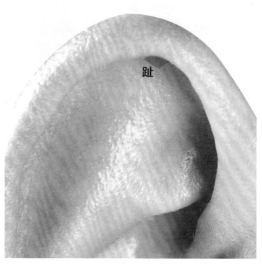

踝　主治踝关节炎

诊断治疗踝关节疼痛、扭伤、挫伤的穴位，别名踝关节。刺激该穴具有舒筋活络、活血止痛的功效。

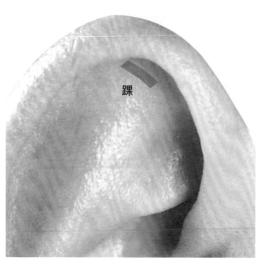

诊断 若该穴区触及条索，多为踝关节扭伤。

主治 踝关节扭挫伤、踝关节炎等。

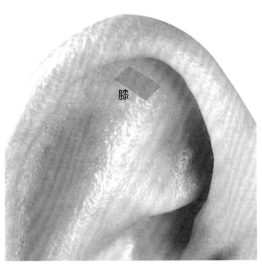

◀ 膝 主治膝关节软组织扭挫伤

治疗膝部软组织损伤引起疼痛的要穴。刺激该穴具有通经活络、祛风除湿、止痛的功效。

诊断 若此穴区电测反应呈阳性，多为良性关节痛、无关节腔及骨性病变。

主治 膝关节肿痛、增生性膝关节炎、膝关节软组织扭伤、髌上滑囊炎等。

髋 主治髋关节疼痛、坐骨神经痛、腰骶部痛 ▶

诊断治疗髋关节疾患的要穴，别名髋关节。刺激该穴具有行气活血、舒筋止痛、通利关节的功效。

诊断 若在此穴区触及条索或结节，电测反应呈阳性，则提示髋关节病变；若视诊见斜行条状隆起，从三角窝向腰肌外侧走行，多提示髋关节外伤史。

主治 髋关节疼痛、股骨头坏死、坐骨神经痛、腰骶部疼痛等。

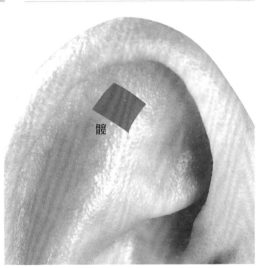

◀ 坐骨神经 主治坐骨神经痛

诊断坐骨神经痛的参考穴。刺激该穴具有舒筋活血、通络止痛的功效。

诊断 按压该穴区有疼痛及电测反应呈阳性者，多为坐骨神经痛。

主治 腰骶部疾患、坐骨神经痛、下肢瘫痪、腰背痛、下肢肌肉萎缩、小儿麻痹后遗症等。

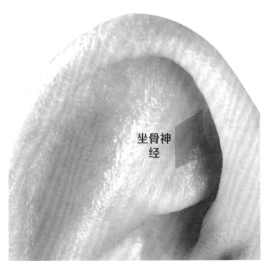

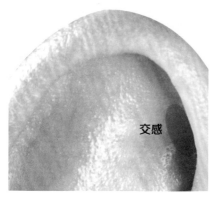

◀ **交感** 主治内脏疼痛疾患、循环系统功能障碍

内脏止痛、解痉、止涩、止汗的要穴，同时也是五大活血要穴之一。

诊断 由于交感近三角窝，低电阻电测在诊断上无意义。

主治 胃肠痉挛，心、胆、肾绞痛，尿路结石，胆石症，血栓闭塞性脉管炎，静脉炎，雷诺病，自主神经功能紊乱，肢端动脉痉挛等。

臀 主治臀、骶部疾患 ▶

诊断治疗臀部肌肉疼痛的穴位。刺激该穴具有舒筋活络、祛风止痛的功效。

诊断 可定位诊断。

主治 臀上皮神经炎，坐骨神经痛，臀筋膜炎，臀部、骶部疾患。

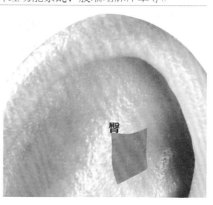

◀ **腹** 主治腹部疾患

诊断治疗腹部疾患的参考穴。刺激该穴具有活血通络、解痉止痛的功效。

诊断 电测该穴位时若阳性反应点近对耳轮下脚起始部，为下腹痛；若阳性反应点近肋缘下，为上腹痛。

主治 腹痛、腹胀、泄泻、便秘、痢疾、痛经、月经不调、产后宫缩痛、急性腰扭伤、尿潴留、肥胖症等。

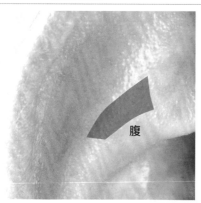

腰骶椎 主治腰骶部疼痛、腰扭伤、腰肌劳损 ▶

诊断腰椎、骶椎疾病的参考穴。刺激该穴具有益肾健腰、通经活络、祛瘀止痛的功效。

诊断 若此穴位呈条嵴状凸起，可能为腰椎间盘突出。

主治 腰骶部疼痛、腰肌劳损、肾结石、肾炎、腰腿痛、腰扭伤、骶髂关节炎、强直性脊柱炎、遗尿等。

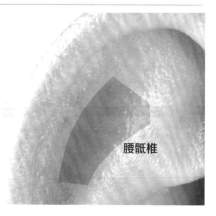

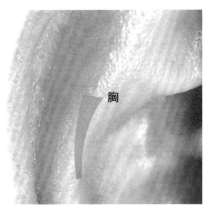

◀ **胸** 主治胸闷、胸痛、胸膜炎

诊断治疗胸痛、胸闷之要穴。刺激该穴具有通经活络、祛瘀止痛的功效。

💗**诊断** 若该穴区电测反应呈阳性或强阳性，并触及肿胀或条索，多表示肋软骨膜炎。

📷**主治** 胸闷、胸痛，急、慢性乳腺炎，经前乳房胀痛，产后乳少等。

胸椎 主治胸椎病变 ▶

胸椎病变诊断治疗的参考穴。刺激该穴具有舒筋活络、解痉止痛、通利关节的作用。

💗**诊断** 若该穴区电测反应呈阳性，并触及条索，多为胸椎骨质增生。

📷**主治** 胸胁疼痛、经前乳房胀痛、产后乳少、乳腺炎、胸椎小关节紊乱、胸椎退行性变、各种原因引起的胸背部疼痛等。

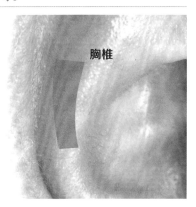

◀ **颈** 主治颈部淋巴结炎、颈部肌肉拉伤

治疗颈部病变的要穴。刺激该穴具有舒筋活络、解痉止痛的功效。

💗**诊断** 无特定意义。

📷**主治** 落枕、颈椎病、肩背痛、斜颈、颈部肿痛、甲状腺功能亢进或减退、甲状腺炎等。

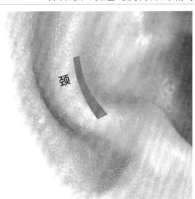

颈椎 主治落枕、颈椎综合征、颈椎病 ▶

诊断颈椎病变、颈椎骨质增生，鉴别颈部软组织疼痛和颈椎病定位诊断的重要参考穴。刺激该穴具有舒筋活络、解痉止痛的功效。

💗**诊断** 此穴敏感，则提示颈椎有病变。若电测颈椎、肾穴同时呈现阳性反应，多为颈椎骨质病变。

📷**主治** 落枕、颈椎痛、颈部肌纤维组织炎、甲状腺炎、颈部扭伤及各种原因引起的颈部疼痛等。

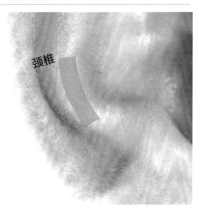

三角窝穴位

将三角窝由耳轮内缘至对耳轮上脚、对耳轮下脚分叉处分为前、中、后三等份，中 1/3 为三角窝 3 区；再将前 1/3 分为上、中、下三等份，上 1/3 为三角窝 1 区，中、下 2/3 为三角窝 2 区；再将后 1/3 分为上、下二等份，上 1/2 为三角窝 4 区，下 1/2 为三角窝 5 区。

角窝中 三角窝中 1/3 处，即三角窝 3 区。

特定穴

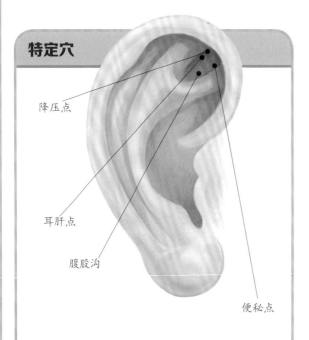

降压点

耳肝点

腹股沟

便秘点

神门 在三角窝后 1/3 的上部，即三角窝 4 区。

盆腔 在三角窝后 1/3 下部，即三角窝 5 区。

降压点是诊断和治疗高血压的特定点，是判断血压高低的参考穴。耳肝点是治疗肝区痛的要穴，是诊断肝胆疾病的参考穴。便秘点是诊断便秘的特定穴。腹股沟主治股、髋、臀、骶关节痛。

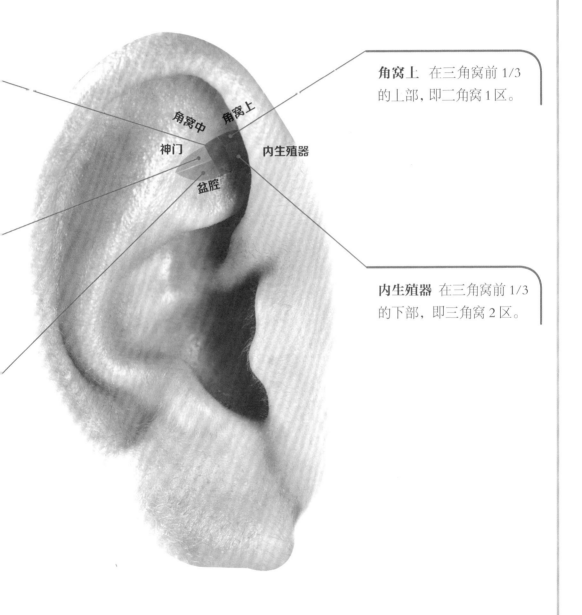

角窝中

角窝上

神门

内生殖器

盆腔

角窝上 在三角窝前 1/3 的上部，即二角窝 1 区。

内生殖器 在三角窝前 1/3 的下部，即三角窝 2 区。

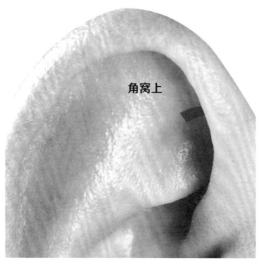

◀ 角窝上 主治高血压、神经性头痛

诊断高血压、低血压的参考穴。刺激该穴具有息风止痛、止痉、平肝潜阳的作用。

诊断 按压该穴出现胀痛不适或电测该穴呈阳性反应者为高血压。若该穴出现苍白、凹陷者，为低血压。

主治 高血压、眩晕、神经性头痛、惊风、抽搐。

内生殖器 主治生殖器疾患 ▶

诊断阳痿和不孕症的参考穴，别名子宫、精宫、天癸。刺激该穴具有补益肝肾、活血化瘀、调经止带、止痛止遗的作用。

诊断 若该穴区呈血管扩张或海星状，为痛经；有较多密集成片的脱屑，为白带过多。

主治 痛经、闭经、月经不调、盆腔炎、白带过多、子宫内膜炎、遗精、早泄、阳痿、精子减少症、性欲减退等。

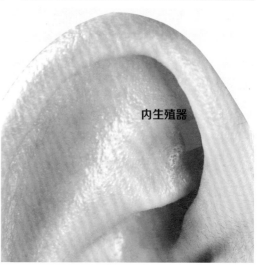

◀ 角窝中 主治哮喘、咳嗽、肝炎、喘息

别名喘点、肝炎点、便秘点、呼吸点。刺激该穴具有疏肝养血、止咳平喘的功效。

诊断 无特定意义。

主治 哮喘、咳嗽、过敏性疾患、各型肝炎、肋间神经痛、喘息、便秘等。

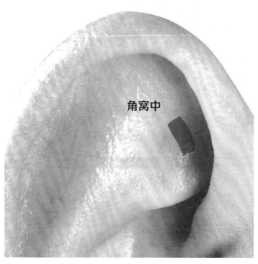

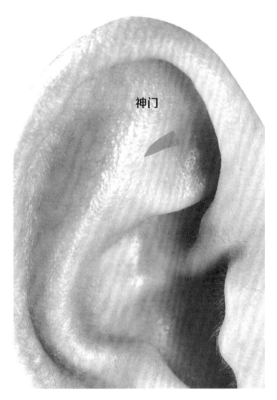

◀ **神门** 主治痫证、郁证、癔病、痛证

　　镇静安神之要穴。刺激该穴有镇痛消炎作用，用于治疗各种疼痛性疾患和炎症疾患，可以降压、止痛、止痒、止泻、止晕等。

❤诊断 电测该穴区呈阳性反应时，多表示机体患有神经衰弱或疼痛性疾患。

📷主治 痫证、失眠、多梦、郁证、癔病、痛证、咳嗽、哮喘、眩晕、高血压、过敏性疾病、中风、晕厥、高热、惊风、阳痿、遗精、早泄、阴缩等。

盆腔 主治盆腔炎、下腹部疼痛、前列腺炎 ▶

　　诊断治疗盆腔疾患之要穴，别名腰痛点、盆腔炎点。刺激该穴具有清热利湿、活血化瘀、调经止痛、止带止遗的功效。

❤诊断 若女性电测此穴出现片状充血红润，电测呈强阳性反应，多为急性盆腔炎；若男性电测此穴呈阳性反应，多为前列腺炎、生殖系统疾病。

📷主治 盆腔炎、附件炎、痛经、闭经、不孕、阳痿、遗精、早泄、精子减少症、不射精症、前列腺炎、尿道炎、尿道口痛、阴缩等。

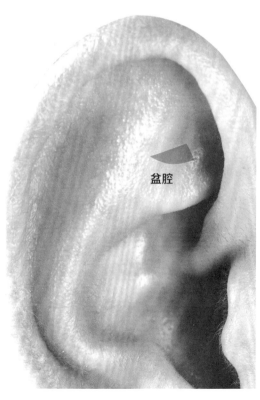

耳屏穴位

将耳屏分成4区。将耳屏外侧面分为上、下二等份，上部为耳屏1区，下部为耳屏2区。将耳屏内侧面分上、下二等份，上部为耳屏3区，下部为耳屏4区。

咽喉 在耳屏内侧面上1/2处，即耳屏3区。

内鼻 在耳屏内侧面下1/2处，即耳屏4区。

外耳 在屏上切迹前方近耳轮部，即耳屏1区上缘处。

屏尖 在耳屏游离缘上部尖端，即耳屏1区后缘处。

肾上腺 在耳屏游离缘下部尖端，即耳屏2区后缘处。

特定穴

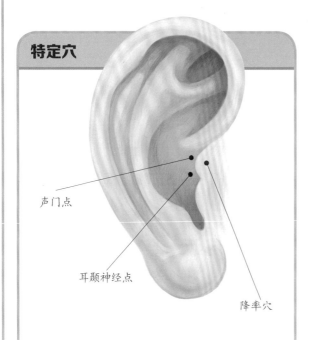

声门点

耳颞神经点

降率穴

降率穴是调整心率、降心率之要穴。声门点是诊断声带和治疗声门、声带疾患之要穴。耳颞神经点是治疗三叉神经痛之要穴，是五大神经刺激点之一，也是三叉神经投射点。

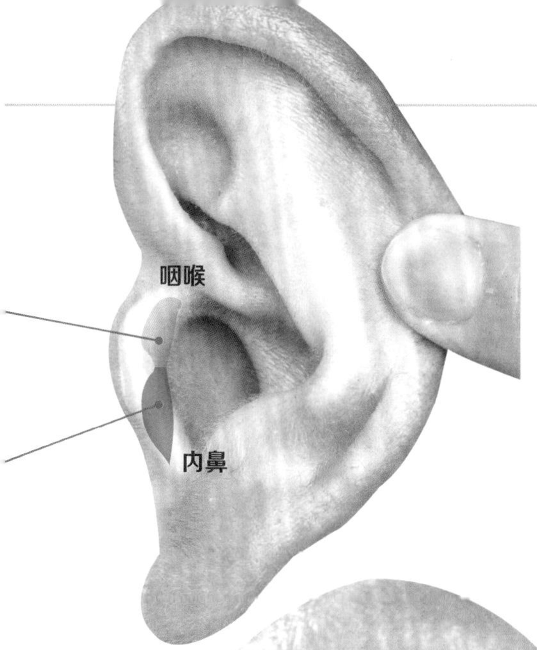

咽喉

内鼻

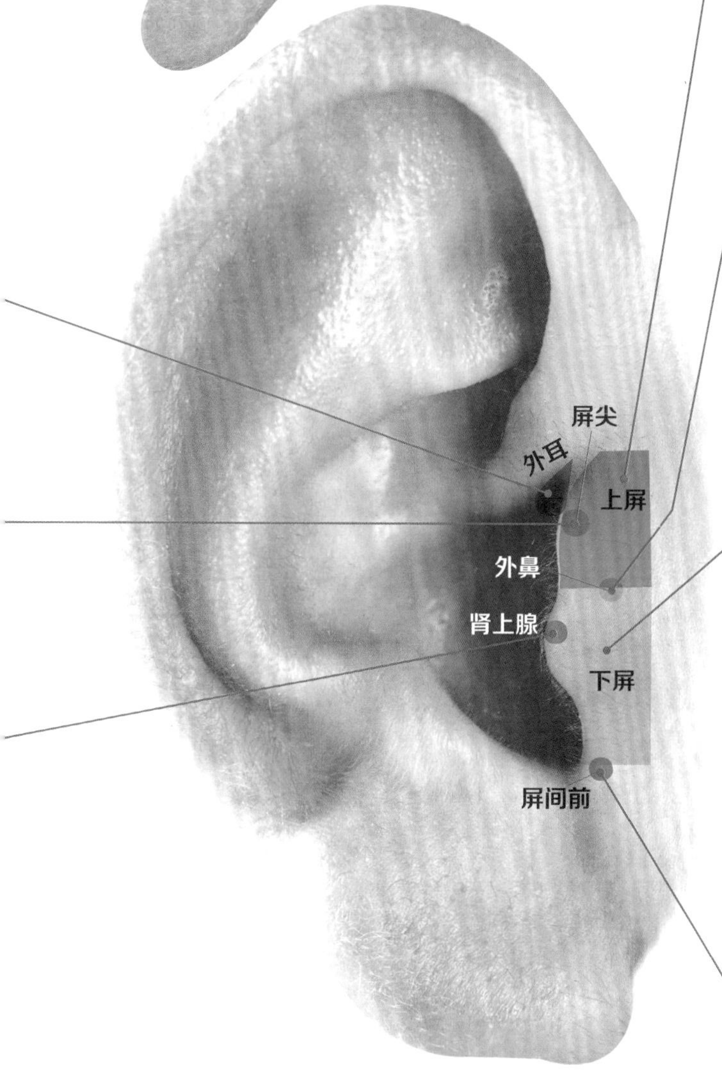

屏尖

外耳

上屏

外鼻

肾上腺

下屏

屏间前

上屏 在耳屏外侧面上 1/2
处，即耳屏 1 区。

外鼻 在耳屏外侧面中部，
即耳屏 1 区、2 区之间。

下屏 在耳屏外侧面下 1/2
处，即耳屏 2 区。

屏间前 在屏间切迹前方
耳屏最下部，即耳屏 2 区
下缘处。

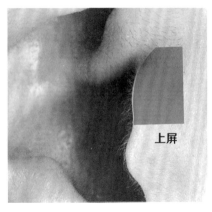

◀ **上屏** 主治咽炎、糖尿病

　　诊断消渴的参考穴，别名渴点。刺激该穴具有清热解毒、消炎止痛、生津止渴等功效，可以清泄上焦之火。

❤**诊断** 无特定意义。

▣**主治** 咽炎、单纯性肥胖症、糖尿病、尿崩症、心悸、眩晕、耳鸣等。

下屏 主治单纯性肥胖症、鼻炎 ▶

　　减肥、控制饮食之要穴，别名饥点。刺激该穴具有通鼻窍、健脾化痰、理气和中的功效。

❤**诊断** 无特定意义。

▣**主治** 鼻炎、单纯性肥胖症、甲状腺功能亢进或减退、糖尿病等。

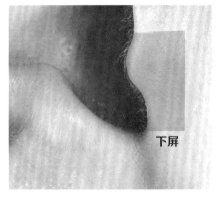

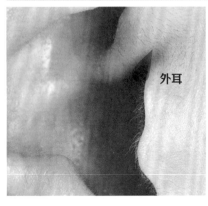

◀ **外耳** 主治偏头痛、鼻塞

　　助听、止痛、止晕之要穴。刺激该穴可治疗耳郭皮肤病，包括湿疹、神经性皮炎、耳郭冻伤等，具有通络通窍、补肾益精的功效。

❤**诊断** 无特定意义。

▣**主治** 偏头痛、鼻塞、中耳炎、耳鸣、耳聋、眩晕等。

屏尖 主治发热、牙痛、咽炎 ▶

　　治疗发热的要穴。对屏尖放血，具有消炎、镇静、止痛、退热的作用，可用于治疗发热。

❤**诊断** 无特定意义。

▣**主治** 牙痛等各种痛症以及发热、腮腺炎、咽炎、扁桃体炎、结膜炎等。

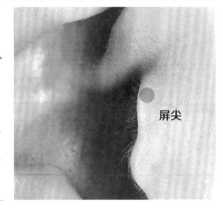

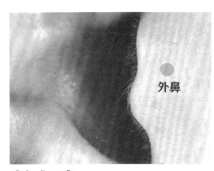

◀ **外鼻** 主治鼻疖、鼻塞、鼻炎

治疗鼻部疾患的主要穴位。刺激该穴具有疏风开窍、行气活血的功效。

诊断 若该穴出现压痛及电测反应呈阳性时，多为鼻炎。

主治 鼻疖、鼻塞、鼻前庭炎、鼻炎、鼻出血等。

肾上腺 主治过敏性皮炎、低血压、鼻炎 ▶

肾上腺有"三抗一退""一升一止"的作用，即抗过敏、抗风湿、抗感染、退热；升高血压、止血。

诊断 无特定意义。

主治 低血压、风湿性关节炎、鼻炎、过敏性皮炎等。

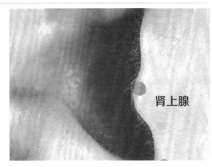

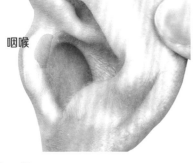

◀ **咽喉** 主治急、慢性咽炎，扁桃体炎

诊断咽喉疾病的参考穴。刺激该穴具有清热散风、宣肺祛痰、通络利咽的功效。

诊断 该穴色泽及皮肤的凸凹、电测异常都是诊断咽喉疾病的重要依据。

主治 急、慢性咽炎，扁桃体炎，支气管炎等。

内鼻 主治鼻炎、鼻塞 ▶

治疗多种鼻部疾患。刺激该穴具有疏风散寒、宣通鼻窍的功效。

诊断 若该穴呈白色片状隆起，隆起处触之较硬，电测呈阳性反应，则可能为肥大性鼻炎。

主治 鼻炎、鼻窦炎、鼻出血、鼻塞等。

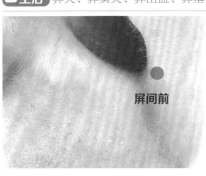

◀ **屏间前** 主治近视、青光眼、视神经萎缩

诊断眼病的参考穴，别名目1、青光。刺激该穴具有养血明目、清热解毒、消肿止痛的功效。

诊断 屏间前区至扁桃体区皮肤皱褶加深，皮质下区颜色变暗，提示可能为脑血栓。

主治 青光眼、近视、麦粒肿、红眼病、视网膜炎、假性近视、视神经萎缩等。

对耳屏穴位

　　将对耳屏分为4区。由对屏尖及对屏尖至轮屏切迹连线之中点，分别向耳垂上线作两条垂线，将对耳屏外侧面及其后部分成前、中、后3区，前为对耳屏1区、中为对耳屏2区、后为对耳屏3区，对耳屏内侧面为对耳屏4区。

缘中　在对耳屏游离缘上，对耳屏尖与轮屏切迹之中点处，即对耳屏2区、对耳屏3区、对耳屏4区交点处。

脑干　在轮屏切迹处，即对耳屏3区、对耳屏4区之间。

枕　对耳屏外侧面的后部，即对耳屏3区。

颞　在对耳屏外侧面中部，即对耳屏2区。

特定穴

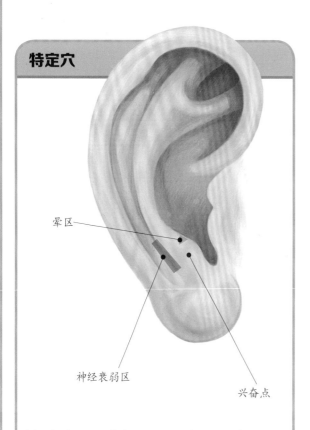

晕区

神经衰弱区

兴奋点

晕区是诊断和治疗头晕的主要穴位。神经衰弱区是诊断和治疗失眠、入睡困难之要穴。兴奋点对大脑皮层有一定的兴奋作用，主治嗜睡症、夜尿症等。

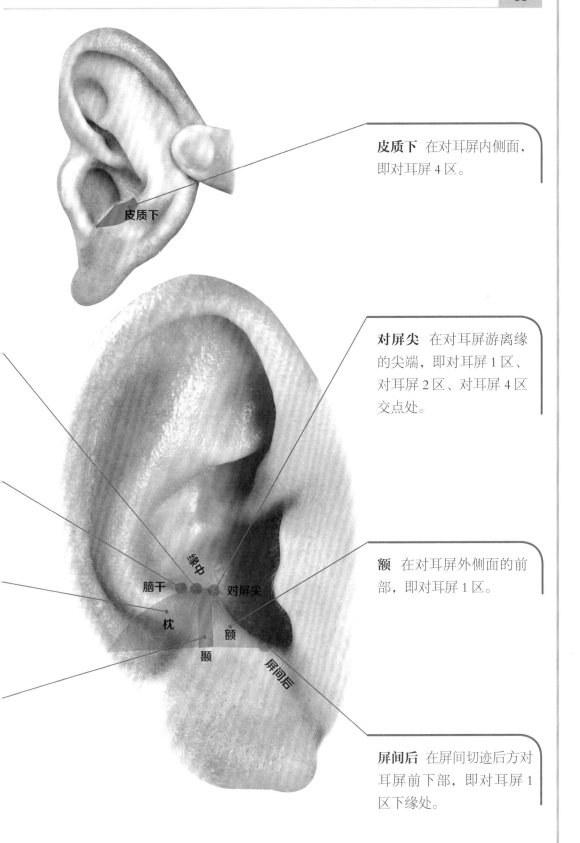

皮质下 在对耳屏内侧面，即对耳屏 4 区。

皮质下

对屏尖 在对耳屏游离缘的尖端，即对耳屏 1 区、对耳屏 2 区、对耳屏 4 区交点处。

缘中

脑干　　对屏尖

枕

额 在对耳屏外侧面的前部，即对耳屏 1 区。

额

颞

屏间后

屏间后 在屏间切迹后方对耳屏前下部，即对耳屏 1 区下缘处。

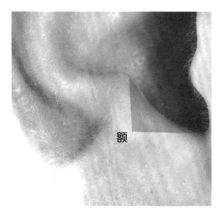

◀ **额** 主治头晕、头痛、失眠

　　健脑要穴。刺激该穴具有清头开窍、镇静止痛的功效。

❤诊断 若该穴可见圆形或条片状隆起,或不规则隆起,质软,电测呈阳性反应,多为前头痛。

◉主治 头晕、头痛、头重如裹、失眠、多梦、健忘、鼻炎、额窦炎、牙痛等。

屏间后 主治近视、远视、视力减退 ▶

　　诊断治疗眼病的参考穴,别名目2、散光。刺激该穴具有清肝明目、消肿止痛的功效。

❤诊断 该穴对诊断近视、远视、散光有参考意义。

◉主治 近视、远视、视力降低、青光眼、白内障、视网膜炎、睑腺炎(麦粒肿)等各种眼病。

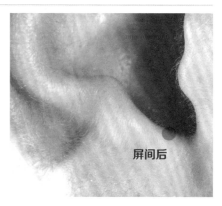

◀ **颞** 主治偏头痛、耳鸣、双侧头痛

　　诊断治疗偏头痛的要穴。刺激该穴可以助听止鸣。

❤诊断 双耳此穴电测呈阳性反应,多提示双侧头痛;单耳此穴电测呈阳性反应,并可见片状隆起,严重时可触及条片状隆起、质硬,多提示偏头痛。

◉主治 偏头痛、头晕、头昏、耳鸣、耳聋、双侧头痛等。

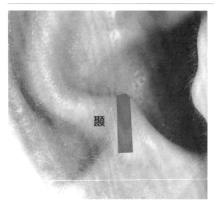

枕 主治头晕、咳嗽、癫痫 ▶

　　止晕要穴。刺激该穴具有平肝息风、镇静安神、镇惊明目的功效。

❤诊断 若该穴区电测呈阳性反应,并可见隆起,多提示后头痛;若见凹陷或低平伴有红润,多提示头晕。

◉主治 头晕、头昏、神经衰弱、癫痫、颈项强痛、高血压、咳嗽、哮喘等。

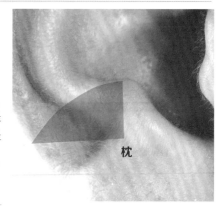

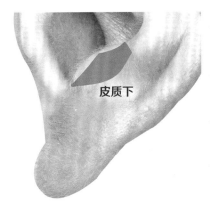

皮质下

◀ 皮质下　主治各种痛症、失眠、心律失常

调节大脑皮质功能的要穴，也是诊断肋软骨膜炎的重要参考穴之一。刺激该穴具有醒神开窍、镇静安神、镇痛止痉的功效。

💙诊断 该穴区出现压痛及电测反应呈阳性时可能为肋软骨膜炎。

➕主治 各种痛症、健忘、失眠、胃溃疡、高血压、冠心病、心律失常等。

对屏尖　主治哮喘、支气管炎、腮腺炎 ▶

诊断支气管炎、哮喘的重要参考穴，又名平喘、腮腺。刺激该穴具有利肺止喘、驱风止痒、清热解毒的功效。

💙诊断 若此穴区出现轻微压痛及电测反应呈阳性，为支气管炎的诊断依据之一。

➕主治 支气管炎、哮喘、腮腺炎、睾丸炎、附睾炎、皮肤瘙痒症。

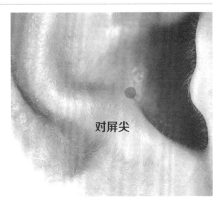

对屏尖

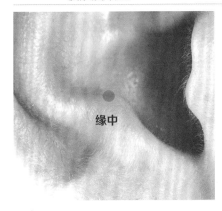

缘中

◀ 缘中　主治遗尿、月经不调

诊断脑及内分泌疾病的重要参考穴，别名脑点、脑干、遗尿点。刺激该穴具有填精益髓、醒脑开窍、镇静安神、活血化瘀、止痛止血的功效。

💙诊断 若该穴区出现色泽及形态异常或电测反应呈阳性及压痛明显，为脑及内分泌疾病的诊断依据。

➕主治 遗尿、内耳眩晕症、月经不调、卵巢功能性失调、更年期综合征等。

脑干　主治头痛、癫痫、失眠 ▶

诊断神经系统疾病的参考穴。刺激该穴具有镇静息风、益脑安神的功效。

💙诊断 无特定意义。

➕主治 头痛、失眠、多梦、神经衰弱、癫痫、脑震荡后遗症、脑炎后遗症、耳鸣、低热、支气管炎、过敏性皮炎等。

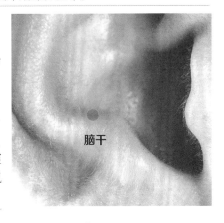

脑干

耳甲穴位

　　将耳甲用标志点、线分为 18 区。在耳轮的内缘上，设耳轮脚切迹至对耳轮下脚间中、上 1/3 交界处为 A 点；在耳甲内，由耳轮脚消失处向后做一水平线与对耳轮耳甲缘相交，设交点为 D 点；设耳轮脚消失处至 D 点连线的中、后 1/3 交界处为 B 点；设外耳道口后缘上 1/4 与下 3/4 交界处为 C 点；从 A 点向 B 点做一条与对耳轮耳甲艇缘弧度大体相仿的曲线；从 B 点向 C 点做一条与耳轮脚下缘弧度大体相仿的曲线。

　　将 BC 线前段与耳轮脚下缘间分成 3 等份，前 1/3 为耳甲 1 区，中 1/3 为耳甲 2 区，后 1/3 为耳甲 3 区。ABC 线前方，耳轮脚消失处为耳甲 4 区。将 AB 线前段与耳轮脚上缘及部分耳轮内缘间分成前、中、后三等份，后 1/3 为 5 区，中 1/3 为 6 区，前 1/3 为 7 区。将对耳轮下脚下缘前、中 1/3 交界处与 A 点连线，该线前方的耳甲艇部为耳甲 8 区。将 AB 线前段与对耳轮下脚下缘间耳甲 8 区以后的部分，分为前、后二等份，前 1/2 为耳甲 9 区，后 1/2 为耳甲 10 区。在 AB 线后段上方的耳甲艇部，将耳甲 10 区后缘与 BD 线之间分成上、下二等份，上 1/2 为耳甲 11 区，下 1/2 为耳甲 12 区。由轮屏切迹至 B 点做连线，该线后方、BD 线下方的耳甲腔部为耳甲 13 区。以耳甲腔中央为圆心，以圆心与 BC 线间距离的 1/2 为半径做圆，该圆形区域为耳甲 15 区。过 15 区最高点及最低点分别向外耳门后壁做两条切线，切线间为耳甲 16 区。15 区、16 区周围为耳甲 14 区。将外耳门的最低点与对耳屏耳甲缘中点相连，再将该线以下的耳甲腔部分为上、下二等份，上 1/2 为耳甲 17 区，下 1/2 为耳甲 18 区。

胰胆　在耳甲艇的后上部，即耳甲 11 区。

肝　在耳甲艇的后下部，即耳甲 12 区。

胃　在耳轮脚消失处，即耳甲 4 区。

心　在耳甲腔正中凹陷处，即耳甲 15 区。

肺　在心区和气管区周围处，即耳甲 14 区。

脾　在 BD 线下方，耳甲腔的后上部，即耳甲 13 区。

气管　在心区与外耳门之间，即耳甲 16 区。

三焦　在外耳门后下方，肺区与内分泌区之间，即耳甲 17 区。

内分泌　在屏间切迹内，耳甲腔的底部，即耳甲 18 区。

肾 在对耳轮下脚下方后部，即耳甲 10 区。

阑尾 在小肠区与大肠区之间，即耳甲 6 区、7 区交界处。

输尿管 在肾区与膀胱区之间，即耳甲 9 区、10 区交界处。

膀胱 在对耳轮下脚下方中部，即耳甲 9 区。

艇角 在对耳轮下脚下方前部，即耳甲 8 区。

艇中 在小肠区与肾区之间，即耳甲 6 区、10 区交界处。

大肠 在耳轮脚及部分耳轮与 AB 线之间的前 1/3 处，即耳甲 7 区。

十二指肠 在耳轮脚及部分耳轮与 AB 线之间的后 1/3 处，即耳甲 5 区。

口 在耳轮脚下方前 1/3 处，即耳甲 1 区。

小肠 在耳轮脚及部分耳轮与 AB 线之间的中 1/3 处，即耳甲 6 区。

食道 在耳轮脚下方中 1/3 处，即耳甲 2 区。

贲门 在耳轮脚下方后 1/3 处，即耳甲 3 区。

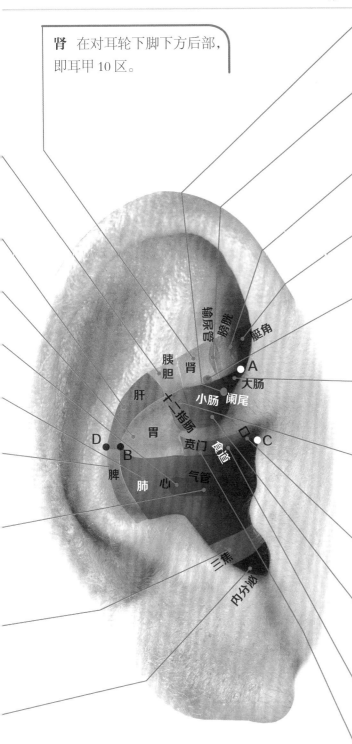

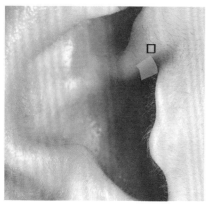

◀ **口** 主治口腔溃疡、咽炎、急性气管炎

口是疲劳恢复点，可治疗由于过度劳累引起的腰、背、腿酸痛、乏力；还有止咳镇静、舒利关节、养阴生津的功效。

♥诊断 若该穴区呈点状凹陷，多为缺齿；若呈大片水肿，触之凹陷，多为牙龈出血。

▶主治 面瘫、口腔溃疡、胆囊炎、胆石症、牙周炎、咽炎、急性气管炎等。

食道 主治食道炎、胸闷、呼吸不畅 ▶

食道分布有丰富的血管、迷走神经。刺激该穴具有宽胸利膈、通利食道的作用。

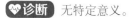

♥诊断 无特定意义。

▶主治 食道炎、食道痉挛、胸闷、吞咽困难、噎膈、呼吸不畅等。

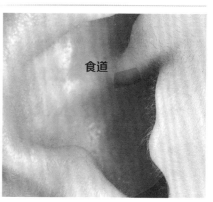

◀ **贲门** 主治呕吐、胃痛、食欲缺乏

诊治反酸、烧心、恶心、呕吐之要穴。刺激该穴具有解痉、和胃、止呕的功效。

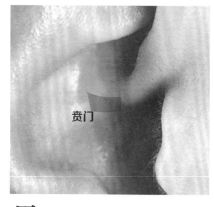

♥诊断 若此穴区电测呈阳性反应，色红润、肿胀、触之压痕，多为胃部不适、反酸、烧心。

▶主治 呃逆、呕吐、胃痛、恶心、食欲缺乏等。

胃 主治胃炎、胃溃疡、胃痉挛等胃病 ▶

诊断胃、脾疾病的参考穴，有"一穴多病"的诊断特点。刺激该穴具有行气消食、健脾和胃、养血安神的功效。

♥诊断 该穴区色泽异常，压痛明显及电测异常者均可协助诊断胃病。

▶主治 胃炎、胃溃疡、胃痉挛、消化不良、恶心、呕吐、食欲缺乏、疳积、食积等。

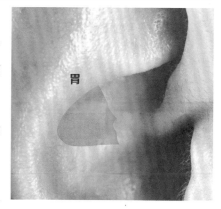

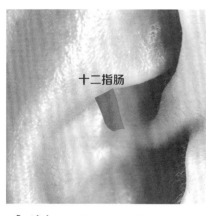

◀ # 十二指肠 主治腹胀、腹泻、腹痛

　　治疗十二指肠部位的特效穴。刺激该穴具有消炎止痛、理气健胃的功效。

♥诊断 无特定意义。

▣主治 十二指肠球部溃疡、幽门痉挛、胃酸缺乏症、胆囊炎、胆石症、腹胀、腹泻、腹痛等。

小肠 主治胃肠功能紊乱、冠心病、心悸 ▶

　　诊断小肠、心脏疾病的参考穴，主消化吸收。刺激该穴有清热利湿、通便止泻的功能。

♥诊断 若电测该穴区呈阳性反应，多表示肠道消化、吸收功能差；若呈片状隆起，触之略有水肿，表示肠功能紊乱。

▣主治 食积、腹痛、泄泻、腹胀、胃肠功能紊乱、心律不齐、冠心病、心悸、小便赤热等。

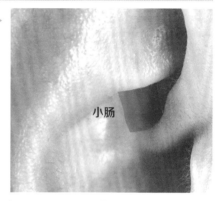

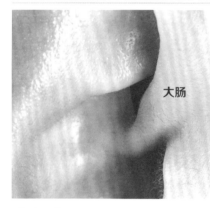

◀ # 大肠 主治肠炎、肠功能紊乱、气管炎

　　诊断大肠疾病和肺部疾病的参考穴，别名结肠、血基点。刺激该穴具有清热洁腑、通便止泻的功效。刺激该穴除了可以治疗与肠有关的疾病外，还可治疗气管炎、皮肤病等。

♥诊断 若电测此穴和阑尾穴呈强阳性反应时，多提示阑尾炎。

▣主治 泄泻、便秘、肠炎、气管炎、肠功能紊乱、痤疮等。

阑尾 主治单纯性阑尾炎、腹痛 ▶

　　诊断阑尾炎的重要参考穴。刺激该穴具有清热解毒、通腑下气、活血止痛的功效。

♥诊断 急性阑尾炎时，此穴色红、触痛、电测反应呈阳性；慢性阑尾炎时，此穴色白、隆起，触之条索、电测反应呈阳性。

▣主治 单纯性阑尾炎、泄泻、腹痛等。

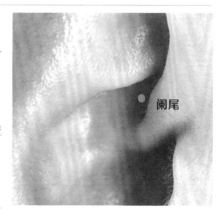

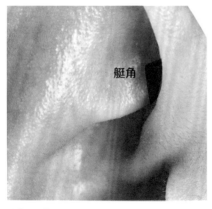

◀ 艇角 主治前列腺炎、尿道炎

诊断生殖系统和前列腺疾病的参考穴，别名前列腺。刺激该穴具有清热利水、行气化瘀、平喘解痉、涩精止遗等作用。

♥诊断 若此穴触之光滑，同时电测尿道穴呈阳性反应，多为前列腺炎；若触及结节、条索，同时电测尿道穴呈阳性反应，则多为前列腺肥大。

◉主治 前列腺炎、前列腺肥大、尿道炎、性功能减退等。

膀胱 主治膀胱炎、尿道炎、尿失禁 ▶

膀胱主气化，与肾经相表里，此穴有调理膀胱湿热、补肾益气之功效。因膀胱还有贮尿的作用，故此穴可用于治疗夜尿症、尿失禁。

♥诊断 若电测此穴与尿道穴呈阳性反应，并触及条索，多提示为泌尿系统慢性炎症。

◉主治 膀胱炎、尿道炎、前列腺炎、尿潴留、遗尿、尿失禁、腰痛、坐骨神经痛、尿路结石等。

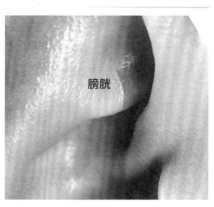

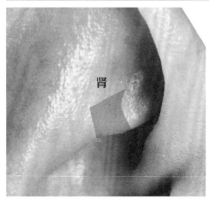

◀ 肾 主治阳痿、月经不调、神经衰弱、耳鸣

肾是"一穴多病"反应穴，也是诊断肾炎、泌尿系统感染的参考穴。刺激该穴具有补肾益精、通利水道、强健腰脊、聪耳明目的功效。

♥诊断 该穴区电测时若有弱阳性反应可不做分析；若有阳性或强阳性反应，可考虑肾脏本身的病变。

◉主治 遗精、阳痿、早泄、精子减少症、尿道炎、膀胱炎、月经不调、腰痛、神经衰弱、耳鸣等。

输尿管 主治输尿管结石 ▶

诊断和治疗输尿管结石之要穴。刺激该穴具有利尿通淋、清热止痛的功效。

♥诊断 此穴不是一点，而是一线，诊断输尿管结石时一定要用耳穴诊断仪探测阳性反应点，诊断出结石部位，再取穴治疗。

◉主治 输尿管结石、肾绞痛、泌尿系统感染等。

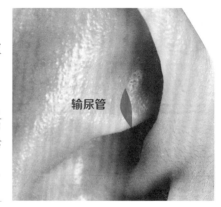

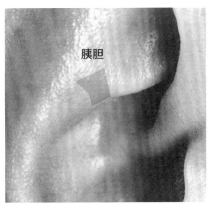

◀ **胰胆** 主治胆囊炎、胰腺炎、消化不良

诊断胰、胆疾病的参考穴。刺激该穴具有健脾和中、疏肝利胆的功效。

诊断 电测右耳胰胆出现阳性反应时，多为胆病；电测左耳胰胆出现阳性反应时，多为胰腺疾病。

主治 消化不良、胆囊炎、胆石症、胆道蛔虫症、偏头痛、胰腺炎、糖尿病、口苦、胁痛等。

肝 主治肝炎、高血压、眩晕 ▶

出现肝脏疾病时不仅在肝穴上有反应，在脾、胃等穴位上也会出现相应的异常现象。刺激该穴具有健脾和中、疏肝利胆的功效。

诊断 电测此穴反应呈阳性时，对肝病有诊断意义。

主治 各型肝炎、胆囊炎、胆石症、肋间神经痛、眩晕、月经不调、更年期综合征、高血压等。

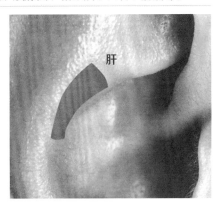

◀ **艇中** 主治腹痛、腹胀、胆道蛔虫症

诊断腹部疾病的重要参考穴。刺激该穴具有清热止痛、健脾消肿的功效。

诊断 若该穴的色泽、形态出现异常，电测反应呈阳性或压痛明显者，多提示腹部有疾病。

主治 腹痛、腹胀、胆道蛔虫症、腮腺炎、低热、前列腺炎、水肿、泌尿系统结石等。

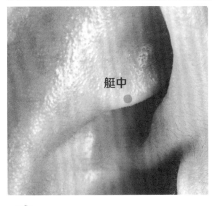

脾 主治腹胀、便秘、浮肿、胃下垂 ▶

诊断脾病的重要参考穴。刺激该穴具有健脾和中、消肿利湿、补中益气、止血调经等功效。

诊断 若电测此穴呈阳性反应，多为脾虚；若兼有隆起、反应点上移，并可触及条索，多为脾肿大。

主治 腹胀、泄泻、便秘、食欲缺乏、盆腔炎、眩晕、浮肿、痿证、胃下垂等。

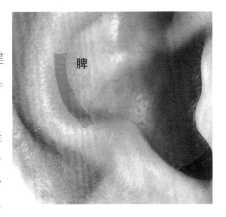

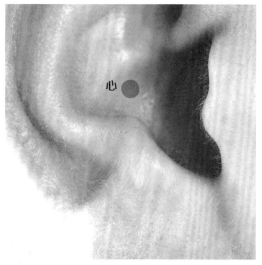

◀ 心　主治冠心病、心律不齐、失眠、多梦

心为"一穴多治"穴。刺激该穴具有强心、宁心安神、清心火、调节血压等功能。

❤诊断　若该穴呈圆形色白肿胀，触诊时可见水纹状波形，可能是心悸。

主治　失眠、多梦、心悸、心绞痛、冠心病、无脉症、心律不齐、高血压、低血压、气管炎、咳嗽、癔病、口舌生疮、皮肤瘙痒症等。

气管　主治急、慢性气管炎，哮喘，咽喉炎 ▶

诊断咽炎、喉炎、气管炎、牙周炎及牙龈出血的参考穴。刺激该穴具有利咽、止咳、祛痰的功效。

❤诊断　若穴区见大片红润、充血、肿胀，电测相应部位呈阳性反应或强阳性反应，则可能是急性牙周病。

主治　咳嗽，哮喘，咽喉炎，上呼吸道感染，急、慢性气管炎。

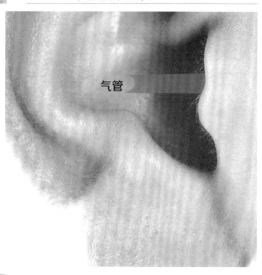

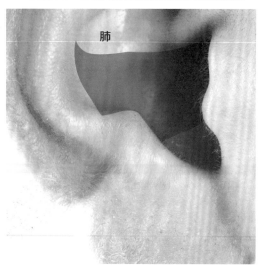

◀ 肺　主治咳嗽、哮喘

诊断呼吸系统和皮肤疾病的参考穴，有"一穴多治"的特点。刺激该穴具有补益肺气、宣肺平喘、通调水道、疏风解表、滋阴润肺的功效。

❤诊断　此穴若呈点状、片状或丘疹状红晕，或呈白色的小点，边缘出现红晕，多是急性肺炎的表现。

主治　咳嗽、哮喘、胸闷、声音嘶哑、咽炎、痤疮、扁平疣、皮肤瘙痒症、神经性皮炎、荨麻疹、便秘等。

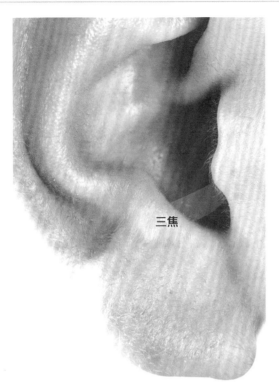

三焦

◀ **三焦** 主治便秘、水肿、耳聋、耳鸣、面瘫

三焦近耳道口，有丰富的迷走神经、咽喉神经、面神经混合支通过，因此又称为迷走神经、咽喉神经、面神经混合支刺激点。三焦综合五脏六腑的作用，因此刺激三焦具有理气止痛、补心养肺、健脾益胃、补肾利水、化气输精、生津止渴、通利关节的作用。

诊断 无特定意义。

主治 腹胀、便秘、水肿、糖尿病、肝炎、耳鸣、耳聋、面瘫、上肢外侧痛等。

内分泌 主治糖尿病、过敏性疾病、前列腺炎 ▶

刺激该穴具有清热利湿、活血化瘀、调经止痛、止带止遗的功效。

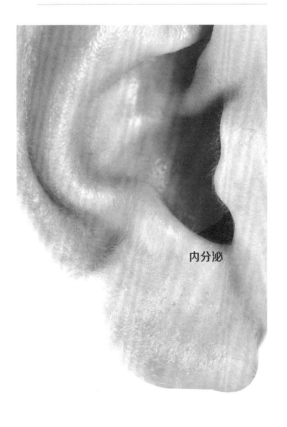

内分泌

诊断 当人体出现内分泌失调时，电测此穴呈强阳性反应；病情稳定时，压痕反应不明显，电测时仍呈阳性反应。

主治 甲状腺功能亢进或减退、糖尿病、肥胖症、更年期综合征、痛经、月经不调、痤疮、前列腺炎、遗精、早泄、阳痿、过敏性鼻炎、湿疹、风湿性关节炎等。

耳垂穴位

在耳垂上缘至耳垂下缘最低点之间画两条等距离平行线，于上平行线上引两条垂直等分线，将耳垂分为9个区，上部由前到后依次为耳垂1区、2区、3区；中部由前到后依次为耳垂4区、5区、6区；下部由前到后依次为耳垂7区、8区、9区。

眼　在耳垂正面中央部，即耳垂5区。

颌　在耳垂正面后上部，即耳垂3区。

内耳　在耳垂正面后中部，即耳垂6区。

面颊　在耳垂正面眼区与内耳区之间，即耳垂5区、6区交界处。

特定穴

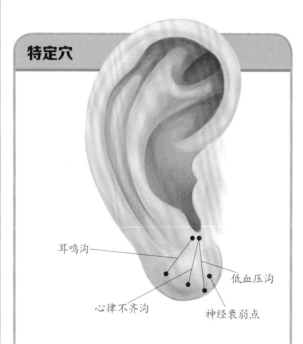

耳鸣沟

低血压沟

心律不齐沟

神经衰弱点

心律不齐沟是诊断冠心病及心律不齐的参考穴。低血压沟是诊断低血压的特定沟。耳鸣沟是诊断耳鸣和听力下降的特定沟，也可用于治疗耳鸣。神经衰弱点用于诊断和治疗神经衰弱。

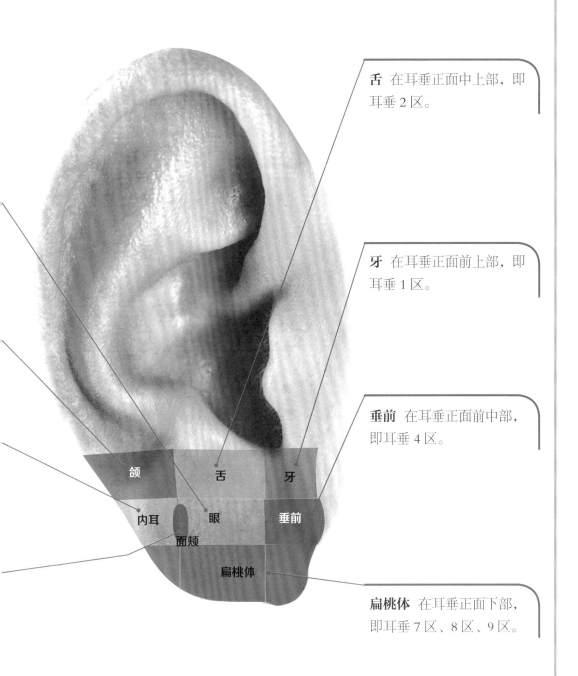

舌 在耳垂正面中上部，即耳垂 2 区。

牙 在耳垂正面前上部，即耳垂 1 区。

垂前 在耳垂正面前中部，即耳垂 4 区。

扁桃体 在耳垂正面下部，即耳垂 7 区、8 区、9 区。

颌

舌

牙

内耳

眼

垂前

面颊

扁桃体

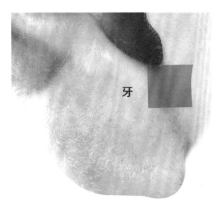

◀ 牙　主治牙痛、牙周炎

治疗牙痛之要穴。刺激该穴具有清热解毒、活血止痛的功效。

> **♥诊断**　无特定意义。

> **📷主治**　牙痛、牙周炎、牙龈炎、唇疹、低血压等。

舌　主治舌炎、舌裂、舌部溃疡 ▶

舌部疾患参考穴。刺激该穴具有清热解毒、活血通络的功效。

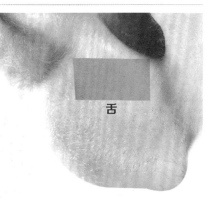

> **♥诊断**　若舌区出现点状红润或隆起，多见舌部溃疡或炎症。

> **📷主治**　舌炎、舌裂、舌部溃疡、唇疹、失语等。

◀ 颌　主治牙痛、牙周炎、牙龈出血

颌分为上颌和下颌。刺激该穴具有清热降火、活血通络的功效。

> **♥诊断**　上颌区有片状隆起，压痛，多为炎症；下颌区红肿，毛细血管充盈，触之有压痕，说明有急性牙周炎。

> **📷主治**　牙痛、牙周炎、牙龈出血、颞颌关节功能紊乱、三叉神经痛等。

垂前　主治失眠、多梦 ▶

垂前也称为神经衰弱点。刺激该穴具有宁心安神、镇静止痛的功效。

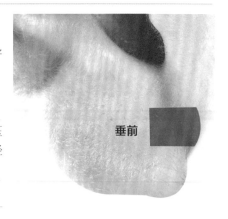

> **♥诊断**　有浅压痕反应时，判断为神经衰弱；有深压痕反应，且压痕周围伴有水肿，为重症神经衰弱。

> **📷主治**　失眠、多梦、牙痛等。

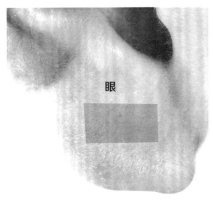

◀ **眼** 主治青光眼、假性近视、睑腺炎

　　治疗多种眼疾的要穴。刺激该穴具有清肝明目、降火、止痛消肿的功效。

♥诊断 无特定意义。

◉主治 假性近视，急、慢性结膜炎，青光眼，睑腺炎，迎风流泪等。

内耳 主治耳鸣、听力减退、中耳炎 ▶

　　内耳穴可以治疗多种耳部疾病。刺激该穴具有开窍醒神、补肾聪耳的功效。

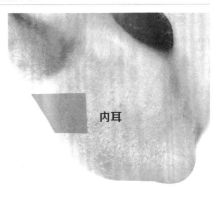

♥诊断 当内耳穴及周围处有放射状线形褶皱或可见耳鸣沟，可能为持续性耳鸣。

◉主治 内耳眩晕症、耳鸣、耳聋、听力减退、中耳炎等。

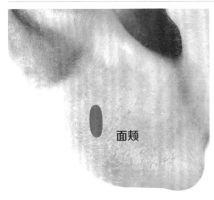

◀ **面颊** 主治面瘫、面肌痉挛

　　诊断面部疾病的参考穴，还可以用于治疗颜面痤疮等疾患。刺激该穴具有祛风活络、消炎止痛等功效。

♥诊断 该穴有明显压痛点及电测反应呈阳性是诊断面部疾病的重要依据。

◉主治 周围性面瘫、面肌痉挛、痤疮、扁平疣、黄褐斑、腮腺炎、三叉神经痛等。

扁桃体 主治扁桃体炎、咽喉炎 ▶

　　诊断咽喉疾病的参考穴。刺激该穴具有清热解毒、消肿止痛、利咽开窍的功效。

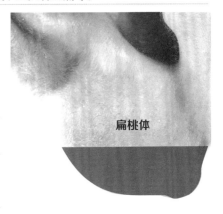

♥诊断 此区域有片状充血、红润，毛细血管呈网状充盈、肿胀，触摸时疼痛，可判断为急性扁桃体炎；该区域呈白色有隆起，可见点片状红润，可判断为慢性扁桃体炎。

◉主治 扁桃体炎、咽喉炎、音哑、失声等。

耳背、耳根穴位

将耳背分为5区。分别过对耳轮上脚和对耳轮下脚分叉处、耳背对应点和轮屏切迹耳背对应点做两条水平线，将耳背分为上、中、下三部分，上部为耳背1区，下部为耳背5区，再将中部分为内、中、外二等份，内1/3为耳背2区，中1/3为耳背3区，外1/3为耳背4区。

上耳根 在耳郭与头部相连的最上处。

耳背肺 在耳背中内部，即耳背2区。

耳迷根 在耳轮脚后沟的耳根处。

下耳根 在耳郭与头部相连的最下处。

特定穴

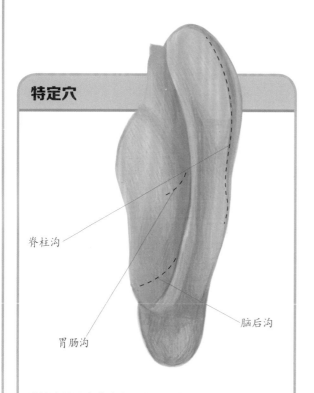

脊柱沟

胃肠沟

脑后沟

脊柱沟是治疗背痛之要穴，刺激该穴可治疗颈椎病、胸背痛、腰肌劳损、腰椎间盘突出等。胃肠沟是治疗用穴，主要用于治疗急性胃炎、慢性胃炎、胃溃疡、十二指肠溃疡、腹泻等。脑后沟是健脑、抗衰老之要穴，刺激该穴可治疗各种头痛、头晕、头昏、神经衰弱等。

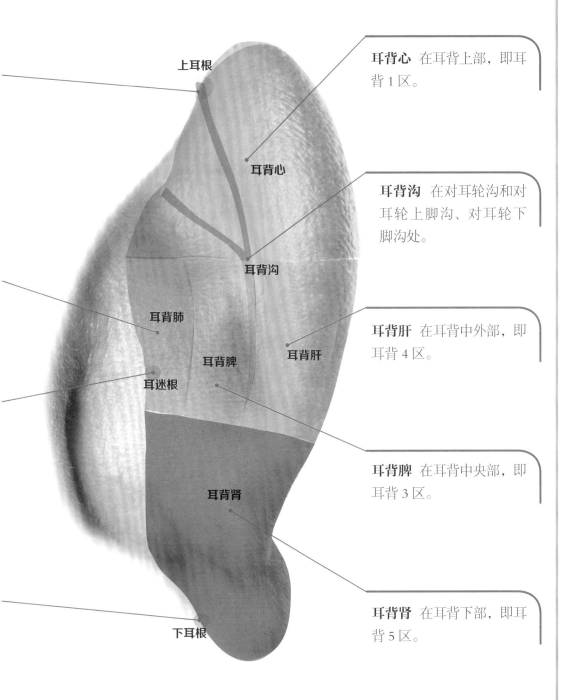

上耳根

耳背心 **耳背心** 在耳背上部，即耳背1区。

耳背沟 在对耳轮沟和对耳轮上脚沟、对耳轮下脚沟处。

耳背沟

耳背肺

耳背脾 耳背肝 **耳背肝** 在耳背中外部，即耳背4区。

耳迷根

耳背脾 在耳背中央部，即耳背3区。

耳背肾

耳背肾 在耳背下部，即耳背5区。

下耳根

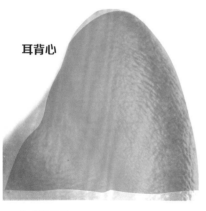

耳背心

◀ **耳背心** 主治心悸、失眠、多梦

　　耳背心与耳前神门相对应。刺激该穴具有镇静安神、通络止痛的作用。

诊断 无特定意义。

主治 心悸、失眠、多梦、心绞痛、胸闷等。

耳背肺 主治气管炎、支气管炎、哮喘 ▶

　　耳背肺与耳前肺相对应。刺激该穴具有宣肺平喘、宽胸理气的功效。

诊断 无特定意义。

主治 气管炎、支气管炎、哮喘、肺炎、感冒、咽炎、皮肤瘙痒、荨麻疹、湿疹等。

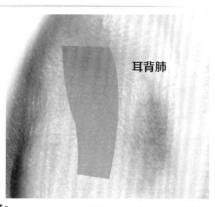

耳背肺

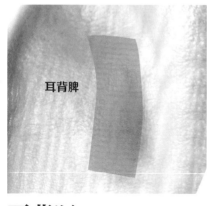

耳背脾

◀ **耳背脾** 主治胃炎、消化不良、食欲缺乏

　　脾胃在经络上相表里，耳背脾与耳前胃相对应。刺激该穴具有健脾和胃、理气和中、升提中气的功效。

诊断 无特定意义。

主治 胃炎、食欲缺乏、腹胀、消化不良、胃下垂、肾下垂、子宫下垂、脱肛等。

耳背肝 主治肝炎、肋胁痛、胆囊炎 ▶

　　耳背肝与耳前肝相对应。刺激该穴具有补益肝肾、疏肝理气、止痛、清肝明目、清热利湿的功效。

诊断 无特定意义。

主治 肝炎、胆囊炎、胆石症、肋胁痛、头痛、眩晕、假性近视、急慢性结膜炎、睑腺炎、视网膜炎、阳痿、遗精、早泄等。

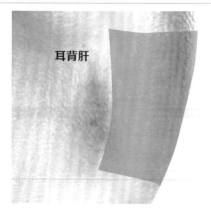

耳背肝

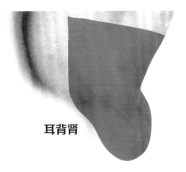

耳背肾

◀ **耳背肾** 主治头晕、神经衰弱、抑郁症

肾主骨生髓，脑为髓之海，耳背肾与耳前脑、皮质下相对应。刺激该穴具有补益肝肾、填精补髓、滋阴降火的功效。

❤诊断 无特定意义。

◉主治 头痛、眩晕、神经衰弱、抑郁症、失眠、五心烦热、月经不调、带下、阳痿、遗精等。

耳背沟 主治高血压、皮肤瘙痒症 ▶

诊断和治疗高血压的特效穴。刺激该穴具有平肝息风、疏经活络、祛风止痛的功效。

❤诊断 若该穴位出现增生隆起及局部出现明显的色素加深时，多为高血压。

◉主治 高血压、皮肤瘙痒、头痛、眩晕、惊风等。

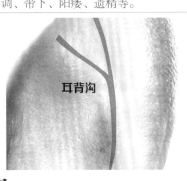

耳背沟

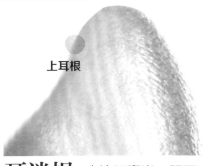

上耳根

◀ **上耳根** 主治鼻出血、神经系统疾病

诊断三叉神经痛、面肌痉挛等症的参考穴。刺激该穴具有养血舒筋、解痉镇痛等功效。

❤诊断 临床上常以上耳根和下耳根电阻值为耳穴基础电阻值。

◉主治 中风、鼻出血、哮喘、惊风、抽搐、小儿多动症等。

耳迷根 主治胆囊炎、胆石症 ▶

胆囊病的诊断助穴，别名中耳根。刺激该穴具有疏肝利胆、通络止痛、祛风止痒的功效。

❤诊断 无特定意义。

◉主治 胆囊炎、胆石症、胆道蛔虫症、肋间神经痛、鼻炎、心动过速、腹痛、泄泻等。

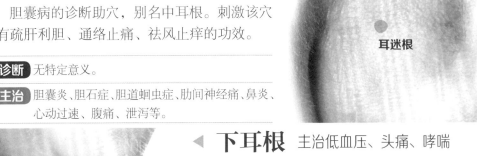

耳迷根

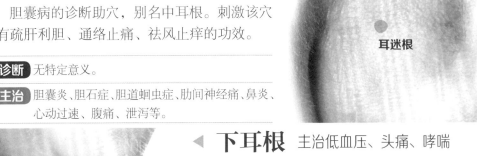

下耳根

◀ **下耳根** 主治低血压、头痛、哮喘

诊断低血压的参考穴。刺激该穴具有养血舒筋、活血通经、解痉镇痛的功效。

❤诊断 当人体处于虚弱、低血压状态时，可在该穴看到点状红晕或点状的白色边缘红晕。

◉主治 低血压、头痛及内分泌失调引起的各种疾患。

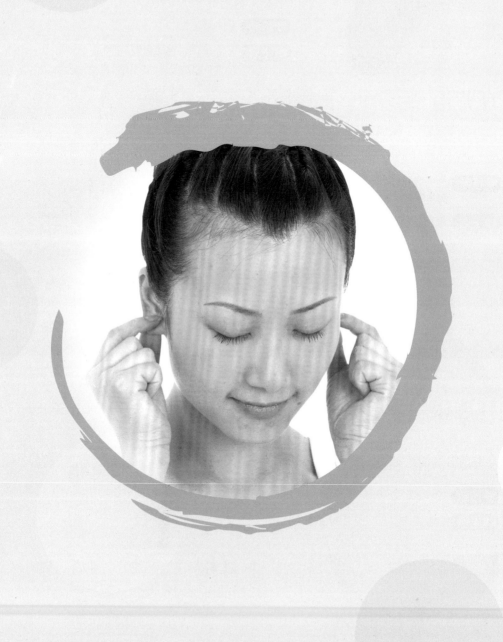

第三章

学会耳穴疗法，轻松调理常见病

经过多年研究和总结，耳穴疗法现在已被普遍用于内科、外科、妇科、儿科、五官科、皮肤科等，尤其对多种痛症、内分泌系统疾病的治疗效果显著。能诊断疾病、预防疾病、治疗疾病。所以，大家可以放心地运用耳穴治疗和缓解各种疾病。

感冒

感冒是由病毒、细菌感染所致的一种自限性疾病，在冬春两季及季节交替时多发。

感冒有哪些症状

感冒一般起病较急，潜伏期1~3天，主要表现为打喷嚏、鼻塞、流清水样鼻涕，也可表现为咳嗽、咽干、咽痒、咽痛或咽部有灼热感，甚至鼻后滴漏感。2~3天后鼻涕变稠，常伴咽痛、流泪、呼吸不畅、声嘶等。一般无发热症状，或仅有低热、不适、轻度畏寒、头痛等。

什么原因导致感冒

感冒属中医学"外感伤风"的范畴。常因起居不慎、寒温失调、过度劳累等使机体卫外功能减弱，六淫之邪乘虚袭于肌表而犯肺卫，卫表不和，肺失清肃而发病。

感冒的分类

感冒一般可分为普通感冒和流行性感冒。普通感冒，中医称之为伤风；流行性感冒，中医称之为时行感冒。

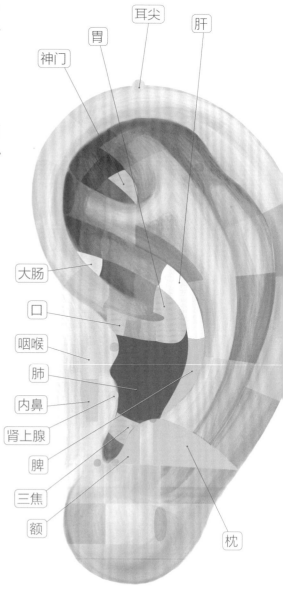

主穴如何选	
主穴	**取穴原则**
耳尖	放血，有开窍泄热、凉血消肿、止痛解毒、祛瘀生新的作用
肺、内鼻、咽喉	取病变部位，使刺激感达到病灶，起到"气至病除"的功效
肾上腺、神门	两穴合用可加强消炎、清热、止痛的作用

配穴如何选	
配穴	**适用人群**
额	前头痛者
枕	后头痛，伴有头晕、头昏者
口、脾、肝、三焦	全身肌肉酸痛、乏力者
胃、大肠	胃纳不佳、腹胀、便秘者

耳穴操作方法

耳穴压丸法

取主穴和配穴或在穴区内寻找敏感点，常规消毒耳郭皮肤后，将粘有王不留行子或六神丸的胶布对准耳穴敏感点或穴位贴压。采用对压手法，以压至耳部发热、有明显胀痛为宜。每次贴一侧耳穴，隔日换贴另一侧耳穴。每日自行对压耳穴3~5次。

耳穴按摩法

对所选穴位进行点压，每次点压间隔约1秒，反复持续点压，使之产生轻度胀痛感。点压用力不宜过重，以胀而不剧痛为宜。每次每穴点压20~30下，每天点压3~5次。年老体弱者或想要预防感冒者，可进行全耳按摩。

耳穴放血法

按摩全耳郭使之充血、发热，常规消毒耳郭皮肤及三棱针（或一次性采血针）后，持针点刺耳尖，放血5~10滴后，用消毒干棉球止血。每日1次。

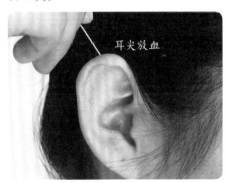

耳尖放血

老中医有话说

多休息，多喝水，清淡饮食

1.感冒后注意多休息，保证充足的睡眠。

2.每日大量饮水，因为感冒后若有高热现象，人体需要排出更多的汗来降温；若感冒伴有呕吐、腹泻，人体会失去更多的水分而导致脱水，因此需要补充大量水分。此外，多饮水有助加快新陈代谢，排出体内毒素，提高免疫系统抗病能力。

3.饮食宜清淡，多吃富含维生素C的水果，如橙子、猕猴桃、柚子等；少吃油腻、辛辣、生冷的食物。

不能滥服药物，平时要适当运动

普通感冒一般不吃药也能自愈，但用药可以缓解感冒带来的不适。不过要遵照医嘱服药。平时生活中要注意劳逸结合，循序渐进地进行适当的体育运动。这样才能提高身体的抵抗力，不容易受外邪侵犯，减少感冒发生的概率。

外用葱姜外擦方，内服苏叶生姜茶

1.**葱姜外擦方**：葱白、生姜各30克，食盐5克，一起捣成糊状，加入适量白酒调匀，用纱布包好，涂擦胸、背、肘窝、腋窝及手足心。

2.**苏叶生姜茶**：紫苏叶3~6克，生姜3克，一起洗净切碎，放入茶杯内，冲入沸水200~300毫升，加盖闷泡10分钟，再放入红糖15克搅匀，趁热饮用。

注：凡事过尤不及，本书中所有食疗方不宜长期持续食用。

支气管炎

支气管炎是指气管、支气管黏膜及其周围组织的慢性非特异性炎症。常以咳嗽、咳痰、喘促为主要症状，需要针对支气管炎的病因和发病特点采取综合性的治疗方法。

支气管炎有哪些症状

一般以咳嗽、咳痰为主要临床表现，伴有鼻塞、流涕、声音嘶哑、咽痛等症状。其中，急性支气管炎一般起病较急，全身症状较轻，可能会有发热现象；慢性支气管炎一般起病缓慢，病程长，还会因为反复发作导致病情加重。

什么原因导致支气管炎

中医认为支气管炎类属"咳嗽""痰证""饮证""喘证"范畴，多由于风寒热邪侵袭机体而发病。当人体正气不足，脾、肺、肾三脏功能失调，肺气不足，卫外功能失去调节作用时，外邪从口鼻入侵肺部，肺气宣降功能失常，脾、肾阳气亏损导致本病久延不愈，痰饮扰肺。

> **有急、慢性支气管炎之分**
> 急性支气管炎多因外邪侵袭，肺气壅遏不畅所致。慢性支气管炎多由脏腑功能失调，内邪上侵于肺所致。

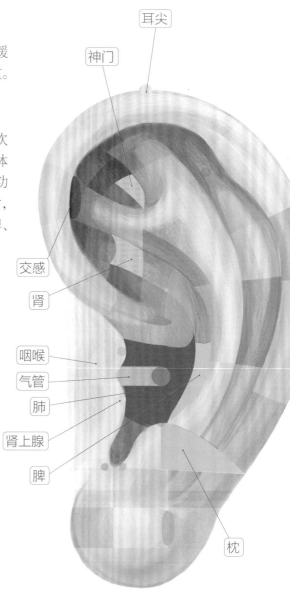

主穴如何选	
主穴	**取穴原则**
气管、肺	相应部位取穴，可以理肺止咳
肾上腺	有抗感染、消炎的作用
神门、枕	有镇静消炎的作用

配穴如何选	
配穴	**适用人群**
交感	气喘、气促者
咽喉	咽痒重者
耳尖	发热者
脾、肾	痰多、咳喘日久者

耳穴操作方法

耳穴毫针法

取主穴和配穴，常规消毒，毫针针刺穴位处，留针30分钟。每次取一侧耳穴，左右耳交替，每天1次。

耳穴压丸法

取主穴和配穴，用王不留行子、六神丸或磁珠贴压为佳。手法以对压或直压为主，每次取一侧耳穴，左右耳交替，3~5天换1次，5次为1个疗程。

耳穴按摩法

取主穴和配穴进行按揉，每次按揉间隔约1秒，反复持续按揉，使之产生轻度胀痛感。按揉用力不宜过重，以胀而不剧痛，略感沉重刺痛为宜。每次每穴按揉20~30下，每天按揉3~5次。

耳穴疗法注意事项

● 本病在无症状期间，可用耳穴压丸法进行预防性治疗，取穴以肾、肺、脾、胃为主，以增强机体抗病能力。

● 过度疲劳、饥饿、精神高度紧张时，年老体弱者避免强刺激。

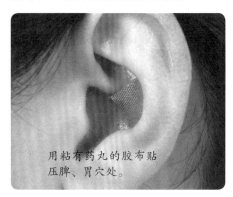

用粘有药丸的胶布贴压脾、胃穴处。

老中医有话说

减少对呼吸道刺激，预防感冒，多运动

1. 保持居室空气新鲜、流通，保持一定湿度，控制和消除各种有害气体和烟尘进入室内。改善环境卫生，做好防尘、防污染工作，加强个人防护，避免烟雾、粉尘、刺激性气体对呼吸道的伤害。

2. 预防感冒，严冬季节或气候突然变冷时，要注意保暖，避免受凉引起感冒，以免病情加重。冬季寒冷季节，室内的温度以18~20℃为宜。

3. 加强耐寒锻炼，适当锻炼身体以增强体质。锻炼时要注意劳逸结合。

4. 为了减少吸烟对呼吸道的刺激，患者一定要戒烟。也要避免接触其他刺激性气体，如厨房的油烟。

清淡饮食，一日三餐要规律

1. 饮食宜清淡，多吃营养丰富、易消化的食物，注意控制食盐的摄入量。

2. 进食要规律，有节制，少食多餐，忌暴饮暴食。

3. 少吃或不吃辛辣食物。

百合荸荠梨羹，祛痰止咳

百合15克，荸荠30克，雪梨1个，冰糖适量。先将荸荠洗净去皮切块，雪梨洗净切块、去核，百合洗净，一同与冰糖放入锅中，加适量水，先用大火煮沸，再转用小火煮至汤稠，不拘时饮用。

支气管哮喘

支气管哮喘简称哮喘，是一种由肥大细胞、淋巴细胞等多种炎症细胞介入导致的气道性炎症，也是一种常见的肺、支气管的变态反应性疾病。多在夜间和清晨发作、加剧，多数患者可自行缓解或经治疗缓解。

> **支气管哮喘的三个时期**
> 临床上可分为急性发作期、慢性持续期和临床缓解期。

支气管哮喘有哪些症状

急性发作期出现以呼气困难为主的症状，并伴随喘鸣音，患者往往不能平卧；慢性持续期指每周不同频度或不同程度地出现喘息、气急、胸闷、咳嗽等症状；临床缓解期指经过治疗或未经治疗，症状消失，肺功能恢复到急性发作前水平，并维持3个月以上。

什么原因导致支气管哮喘

支气管哮喘属中医学"哮病""喘证"的范畴，主要是由宿痰内伏于肺，复加外感、饮食、情志、劳倦等因素引动而触发，以致痰阻气道、肺失宣降。

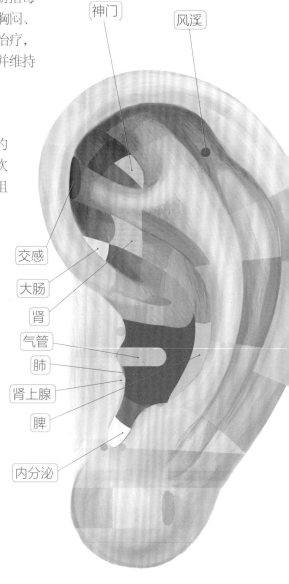

主穴如何选	
主穴	**取穴原则**
肺、气管	为相应部位取穴，以调理肺之功能
肾上腺、内分泌、风溪	有消炎、消肿、抗过敏、抗感染等作用
交感	可以镇静解痉

配穴如何选	
配穴	**适用人群**
神门	哮喘重者
脾	痰多者
肾	反复发作日久者
大肠	便秘者

耳穴操作方法

耳穴埋针法

取主穴3~4个，随症选取配穴。操作者左手固定耳郭，绷紧耳针处的皮肤，右手用镊子夹住消过毒的皮内针柄，轻轻刺入所选耳穴内，刺入针体的2/3，再用胶布固定。若用环形揿钉状皮内针，因针环不易拿取，可直接将针环贴在预先剪好的小块胶布上，再按揿在耳穴内。每次仅埋单侧耳穴，每天自行按揉3~5次，留针3~5天，必要时也可同时埋两耳。

耳穴压丸法

取主穴，随症选取配穴，用王不留行子或磁珠贴压。采用对压或直压手法，每次取一侧耳穴，哮喘重者亦可双侧耳穴同取。3~5天换1次，5次为1个疗程。

耳穴按摩法

随症取配穴 2~3 个，进行按揉，每次按揉间隔约 1 秒，反复持续按揉，使之产生轻度胀痛感。按揉用力以略感沉重刺痛为宜。每次每穴按揉 20~30 下，每天按揉 3~5 次。

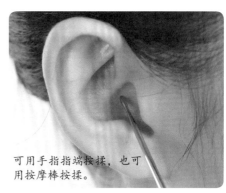

可用手指指端按揉，也可用按摩棒按揉。

老中医有话说

远离过敏原，多去空气清新的环境

1. 吸入过敏原是支气管哮喘的主要诱发因素，因此，要尽量消除生活和工作环境中的过敏原。常见的过敏原有室尘、尘螨、花粉、霉菌、动物皮毛、蟑螂、过敏食物等。

2. 患者要避免烟雾刺激，吸烟者要戒烟，同时避免吸二手烟。

3. 避免冷空气刺激，天冷后宜待在室内，外出要做好口鼻的防护。

4. 晚饭不可吃得过饱，以免睡觉时胃液逆流，引发哮喘发作。

5. 节假日可多去一些空气清新、负离子浓度较高的地方，比如森林、瀑布处。因为负离子可通过呼吸进入人体，改善肺泡的分泌功能及肺的通气和换气功能，具有缓解支气管痉挛的功效。

少吃刺激性食物，饮食清淡，少食多餐

1. 慎吃辛辣、煎炸等刺激性食物，这类食物容易生痰，导致热助邪胜，邪热郁内而不达，久之可酿成疾热上犯于肺，加重病情。

2. 忌烟酒和过咸食物。

3. 饮食要清淡而有营养，对于米面类、蔬菜类食物可以适当地增加食用次数，少食多餐。

4. 多喝水、多饮茶，茶叶中含有茶碱，能兴奋交感神经，使支气管扩张，从而减轻咳喘症状。

高血压

高血压是指血液在血管中流动时对血管壁造成的压力值持续高于正常值，即收缩压≥140毫米汞柱，舒张压≥90毫米汞柱。

高血压有哪些症状

原发性高血压较为常见，患者早期可无自觉症状，常于体检时发现。临床症状可表现为头痛、头昏、心悸、耳鸣、眼花、失眠、手指麻木等。随着病情进展，该病会影响心脏、脑和肾等主要器官的生理功能，甚至发生脑卒中。

什么原因导致高血压

高血压属于中医"头痛""眩晕"等范畴，多因肝肾阴阳失调所致，早期多为肝火上炎，肝阳偏亢；中期多属肝肾阴虚；后期阴损及阳，多属阴阳两虚。

高血压分类

临床上可分为原发性高血压和继发性高血压。前者多与遗传因素、饮食因素、精神紧张有关，后者病因复杂，有肾性高血压、内分泌性高血压等。

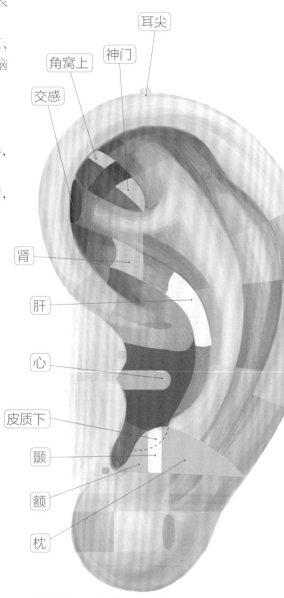

主穴如何选	
主穴	**取穴原则**
耳尖、角窝上	可清脑明目、镇静降压
心、肝、肾	取心、肝两穴能宁心安神，平肝潜阳；取肾穴可以滋阴潜阳
交感、皮质下	可缓解血管的舒缩功能和痉挛状态

配穴如何选	
配穴	**适用人群**
颞、额	头痛重者
枕	眩晕者
神门	失眠者

注：虚线内穴位代表该穴在内侧面。

耳穴操作方法

耳穴压丸法

取主穴4~5个、配穴2个，用王不留行子或磁珠贴压，多用对压或直压强刺激手法。每次取一侧耳穴，2~3天换1次，左右耳交替，10次为1个疗程。

耳穴按摩法

双手拇指、食指捏住耳垂，由上而下，一边下拉，一边摩擦，拇指、食指离开耳垂时，耳垂弹回。手法由轻至重，每次3~5分钟，早晚各1次。

耳穴放血法

取主穴2~3个，随症选取配穴1~2个，对所取穴位进行点刺，挤出血液10~20滴，用干棉球稍加压迫。3~5天1次，5次为1个疗程。

耳穴疗法注意事项

● 耳穴疗法对轻度和中度高血压的治疗效果比较明显，重度高血压需要长期坚持，才能显效。

● 耳穴治疗期间，不能停止服降压药，要定时监测血压。

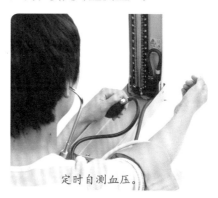

定时自测血压。

老中医有话说

尽早预防，积极控制

1. 高血压是一种可防可控的疾病，血压高于正常值阶段、肥胖、长期高盐饮食、过量饮酒者应积极治疗，定期体检，积极控制危险因素。

2. 高血压患者，应定期测量血压，尤其注意清晨血压的管理，积极治疗高血压，可以延缓靶器官损害，预防心、脑、肾并发症的发生，降低致残率及死亡率。

合理安排生活作息，饮食清淡

1. 保证充足睡眠，注意劳逸结合。

2. 眩晕时，应卧床休息，少做或不做旋转、弯腰等动作，以免加重病情。

3. 饮食以清淡、易消化为宜，多吃蔬菜、水果，慎吃辛辣、油腻食物，戒烟酒。

菊花爆鸡丝，可镇静祛风、补肝明目

鸡脯肉300克，菊花30克，火腿丝、豌豆各25克，鸡蛋2个（取蛋清），水淀粉、盐、姜末、清汤、植物油各适量。取菊花20克，用水稍泡一下捞出，加水煮取汁。鸡脯肉洗净切丝，加入蛋清、水淀粉抓匀。油锅烧热，放鸡肉丝炒至断生倒出，再将姜末下锅，放入火腿丝、豌豆、盐、清汤及菊花汁，沸时放入鸡肉丝及余下的菊花瓣，装盘即可。菊花可镇静祛风，补肝明目。该菜品适宜心烦不安、视物模糊、头昏失眠、精神不振者食用。

冠心病

　　冠心病是指冠状动脉粥样硬化导致心肌缺血、缺氧而引起的心脏病。临床表现以心绞痛、心肌梗死、心律失常、心力衰竭为主。

冠心病有哪些症状

　　冠心病以心前区发作性憋闷、疼痛为主要表现。轻者仅感胸部沉闷或不适；重者疼痛剧烈，常伴有心悸、气短、呼吸不畅、面色苍白、手脚冰凉、出冷汗等症状。

什么原因导致冠心病

　　中医认为，冠心病属中医"胸痹""真心痛""厥心痛"的范畴，主要是由心气不足、心阳不振，从而寒凝气滞、瘀血和痰浊阻碍心脉，影响气血运行所致。冠心病的发作常与季节变化、情绪激动、体力活动增加、饱食、长期大量吸烟和饮酒等有关。

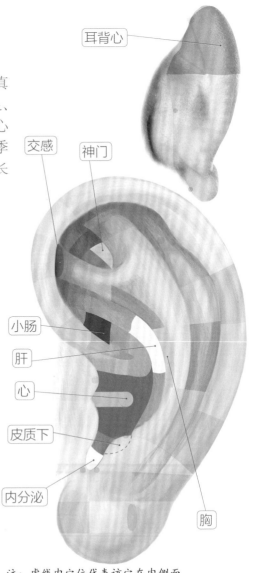

主穴如何选	
主穴	**取穴原则**
心、小肠	心与小肠互为表里，取两穴可改善心血管循环功能
交感、皮质下	调节血管的舒缩功能，以扩张血管为主
神门、内分泌	改善心脏供血情况，缓解冠状动脉痉挛

配穴如何选	
配穴	**适用人群**
胸	胸闷、胸痛者
耳背心	心律失常者
肝	情志不畅者

注：虚线内穴位代表该穴在内侧面。

耳穴操作方法

耳穴压丸法

　　取主穴并随症选取1~2个配穴，用王不留行子贴压，手法多用直压法或点压法，每次取一侧耳穴，左右耳交替。2~3天换1次，5次为1个疗程。

耳穴毫针法

　　取主穴3~4个，并随症选取配穴，常规消毒后，卧位进针，每穴直刺3~5毫米，留针20~30分钟。

耳穴埋针法

　　取主穴3~4个，随症选取配穴，每次取一侧耳穴埋针，左右耳交替，每天自行按揉3~5次，留针3~5天。

耳穴疗法注意事项

　　● 按揉耳穴时应注意用力均匀柔和，忌大力憋气操作，以免诱发心绞痛。
　　● 患者在大怒、大喜、大恐、大悲等情绪激动的情况下不宜用耳穴疗法。
　　● 用耳穴疗法辅助治疗冠心病需要长期坚持才有效果。

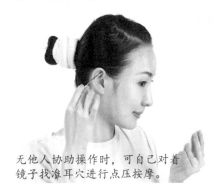

无他人协助操作时，可自己对着镜子找准耳穴进行点压按摩。

老中医有话说

保持心情舒畅，低盐饮食，适当运动

1. 保持心情愉快，避免精神过度紧张或情绪激动，避免大喜大悲。
2. 宜低盐饮食，多吃水果及富含膳食纤维的食物，如芹菜、菠菜、南瓜等。
3. 养成良好的排便习惯，保持大便通畅。
4. 适当运动，一般以太极拳、散步、做体操为宜。
5. 戒除吸烟、酗酒、熬夜等不良习惯，保持规律的作息。

灵芝三七饮、山楂荷叶茶，益气活血、降压

1. 灵芝三七饮: 将30克灵芝放入砂锅中，加适量清水，微火煎熬1小时，取汁，兑入4克三七粉和200毫升山楂汁即成，早晚各服1次，可益气活血、止痛。

2. 山楂荷叶茶: 山楂10克，荷叶12克，一起煎水代茶饮，具有降血压、降血脂的功效。

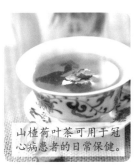

山楂荷叶茶可用于冠心病患者的日常保健。

高脂血症

高脂血症是一种全身性疾病，是指脂肪代谢或运转异常使血浆中一种或多种脂质异于正常值，血中胆固醇和（或）甘油三酯过高，或低密度脂蛋白胆固醇过高、高密度脂蛋白胆固醇过低，现代医学称之为血脂异常。

高脂血症有哪些症状

高脂血症典型临床表现有黄色瘤、早发性角膜环、眼底病变，但发生率不高。轻度患者通常没有任何症状，随着时间推移，患者会出现头晕、神疲乏力、失眠健忘、肢体麻木、胸闷、心悸等症状；重度患者会出现口角歪斜、不能说话等症状。高脂血症可导致冠心病、脑卒中等疾病。

什么原因导致高脂血症

高脂血症属中医"痰湿""肥胖""湿热"等范畴，多因饮食不节、嗜食肥甘、七情内伤或素体脾气不足而运化失司所致。

> **可分为原发性和继发性两类**
> 原发性多与基因突变有关，有明显的遗传倾向，因此具有家族聚集性；继发性多是由其他疾病及已知原因导致的血脂异常。

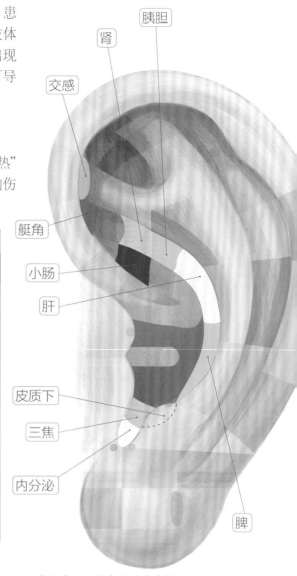

耳穴如何选	
耳穴	**取穴原则**
肝、脾、肾	可以健脾和胃、滋肾养肝、化痰祛瘀
三焦、小肠	取三焦能调理上、中、下三焦；取小肠穴可促进小肠的吸收功能
交感、皮质下	取交感可调节植物神经功能；取皮质下可调节紊乱的大脑皮层功能
内分泌	疏肝理气，清热消痰，祛风通络
胰胆	健中和胃，疏郁利胆
艇角	清热利水，行气化瘀

注：虚线内穴位代表该穴在内侧面。

耳穴操作方法

耳穴压丸法

取耳穴5~6个，耳郭常规消毒后，用王不留行子或磁珠贴压，用对压或直压手法，病程短者采用对压强刺激手法，以感觉明显胀痛、发热为宜；病程长者用轻揉直压手法，以有酸胀或轻微胀痛感为宜。每次取一侧耳穴，左右耳交替取穴。3~5天换1次，10次为1个疗程。

耳穴毫针法

取耳穴3~4个，常规消毒后，选用卧位进针，每穴直刺3~5毫米，留针20~30分钟。

耳穴放血法

取双侧耳尖，常规消毒，一次性采血针点刺，挤出血液5~10滴，用干棉球稍加按压，2~3天1次。

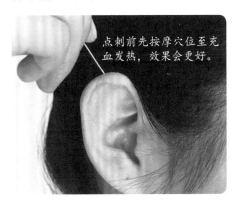

点刺前先按摩穴位至充血发热，效果会更好。

老中医有话说

以下人群建议定期检测血脂

1. 有心脑血管疾病病史者。
2. 有心血管疾病危险因素的人群，危险因素包括高血压、糖尿病、吸烟、过量饮酒、肥胖等。
3. 有早发性心血管疾病家族史者。
4. 有家族性高脂血症者。
5. 皮肤或肌腱有黄色瘤者。

改变生活方式是基础的防治措施

1. 选择胆固醇含量低的食品，如蔬菜、豆制品、瘦肉、海蜇等，多吃富含纤维素的蔬果。
2. 做菜少放油，尽量以蒸、煮、凉拌等烹调方法为主；限制甜食摄入；戒烟，少饮酒。

3. 适当进行体育锻炼，控制体重。
4. 避免精神过度紧张，保持心情愉悦。

决明菊花茶降脂通便，三七粥活血化瘀

1. **决明菊花茶**：将 5 克决明子炒至微膨带有香味后，捣碎，纱布包好，加适量清水煮沸，再放入 5 克菊花同煎几分钟即可。代茶饮，一次饮完后再加开水冲泡，直至无味即可弃之。

2. **三七粥**：三七粉 3 克，粳米 50 克，蜂蜜少许。粳米中加适量水，煮至粥成，放入三七粉，稍煮，放温，调入少许蜂蜜即可。每天 1 剂，10~15 天为 1 个疗程。

慢性胃炎

　　慢性胃炎是指胃黏膜上皮因遭受各种致病因子的反复侵袭，以致发生持续性、慢性、炎症性的病变，是一种常见的多发病，发病率居各种胃病之首。

慢性胃炎有哪些症状

　　由幽门螺杆菌引起的慢性胃炎，多数患者无症状；有症状者表现为上腹痛或不适、上腹胀、嗳气、恶心等消化不良症状。慢性萎缩性胃炎患者可有贫血、消瘦、舌炎、腹泻等症状，个别患者还会呕血、黑便。症状反复发作，无规律性腹痛。

什么原因导致慢性胃炎

　　慢性胃炎属中医学"胃脘痛""胃痞""吞酸"等范畴，主要是由感受外邪、内伤饮食、情志失调、脾胃素虚等导致中焦气化失常，脾胃升降失职所致。

> **慢性胃炎的分类**
> 根据组织学变化和解剖部位的不同，慢性胃炎可分为浅表性胃炎、萎缩性胃炎和肥厚性胃炎。

主穴如何选	
主穴	**取穴原则**
胃、脾	健脾和胃、降逆止痛
皮质下	调节胃肠功能
交感、神门	交感可抑制胃酸分泌，并可解痉止痛；神门可以镇静、安神、止痛

配穴如何选	
配穴	**适用人群**
三焦	腹胀甚者
肝	嗳气、泛酸者
贲门	呕吐者
胰胆、内分泌	萎缩性胃炎者

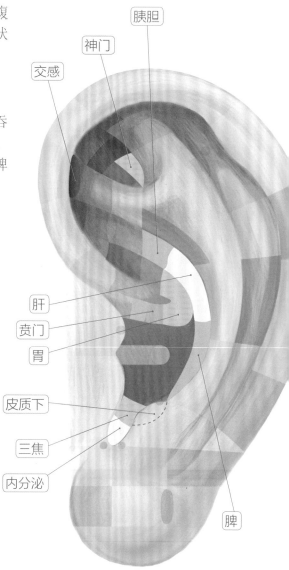

注：虚线内穴位代表该穴在内侧面。

耳穴操作方法

耳穴压丸法

取以上主穴，随症选2~3个配穴，用王不留行子贴压，可用直压法或对压法，每次选一侧耳穴，左右耳交替。3~5天换1次，10次为1个疗程。

耳穴埋针法

取主穴3~4穴，随症选取配穴。仅埋单耳穴，每天自行按揉3~5次，留针3~5天。必要时也可两耳埋针。

耳穴按摩法

取以上主穴，随症取配穴1~2个，进行点按，反复持续按压，以产生轻度胀痛感为宜。每次每穴点按20~30下，每天点按3~5次。

耳穴疗法注意事项

● 此病属慢性疾病，病程缓慢而长久，应用耳穴疗法，需经3~5个月的治疗，才能巩固治疗效果。

● 反复发作，经耳穴治疗效果不明显者，或体重减轻、大便带血者，要及时检查，排除恶性病变，以免贻误病情。

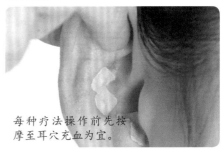

每种疗法操作前先按摩至耳穴充血为宜。

老中医有话说

生活中要注意预防

1. 保持精神愉快，因为精神抑郁或过度紧张，容易造成幽门括约肌功能紊乱、胆汁反流而发生慢性胃炎。

2. 戒烟忌酒。烟草中的有害成分会促使胃酸分泌增加，从而对胃黏膜产生有害刺激，过量吸烟会引起胆汁反流。长期饮酒或过量饮用烈性酒能使胃黏膜充血、水肿、甚至糜烂，导致慢性胃炎发生率明显增高。

3. 慎用对胃黏膜有损伤的药物。

4. 积极治疗咽部感染病灶，勿将痰液、鼻涕等带菌分泌物吞咽入胃导致慢性胃炎。

注意饮食卫生，防止暴饮暴食

1. 过酸、过辣等刺激性食物及生冷、不易消化的食物应尽量避免食用。

2. 吃饭时细嚼慢咽，有利于消化和减少胃部刺激。

3. 饮食宜定时定量、营养丰富，多吃富含维生素的食物。

沙参玉竹老鸭汤，养胃健脾、滋阴补虚

老鸭一只，玉竹、北沙参各50克，姜3片，料酒、盐各适量。玉竹和北沙参洗净装入纱布袋中备用。老鸭洗净后斩块，锅里放水，放入鸭肉，煮开后转小火，撇去浮沫，放料酒、纱布袋、姜片，小火煲俩小时，出锅时去掉纱布袋，加盐调味。

神经衰弱

　　神经衰弱是由于大脑神经活动长期处于紧张状态，导致大脑兴奋与抑制功能失调而产生的精神易兴奋、脑力易疲劳、情绪不稳定等症状的神经功能性障碍。

神经衰弱有哪些症状

　　神经衰弱主要表现有难以入睡或睡眠不深沉，睡眠时间短、易醒、醒后不能再入睡，甚至彻夜不眠，常伴有多梦、心慌、多汗、易怒、乏力、头晕、头痛、焦虑、多疑、神疲、注意力不集中、记忆力减退等。

什么原因导致神经衰弱

　　中医认为，神经衰弱多属情志内伤，思虑伤脾或大病、久病之后，体质亏虚以致脏腑功能失调；或由于阴虚火旺、心肾不交，或脾胃不和、停食停饮，或情志抑郁、肝胆火旺、神志不宁等引起。

> **神经衰弱在中医上的分类**
> 中医分为心脾不足型、肝郁气滞型、心虚胆怯型、心肾不交型、胃失和降型。

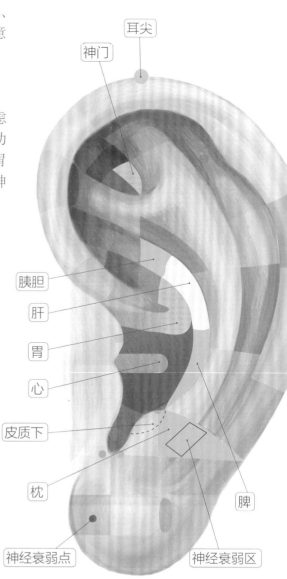

注：虚线内穴位代表该穴在内侧面。

主穴如何选	
主穴	**取穴原则**
神门、枕、皮质下	皮质下可以调节大脑皮层兴奋和抑制功能；神门、枕，可镇静、安神、利眠
神经衰弱区、神经衰弱点	为利眠两大要穴，前者可使人入睡快，后者可使睡眠深沉
耳尖、心	能镇静、清脑、明目、宁心、安神

配穴如何选	
配穴	**适用人群**
肝、胰胆	急躁易怒者
脾、胃	脘闷不适或面色少华、肢倦神疲者

耳穴操作方法

线香灸

取主穴3~4个，随症选配穴1~2个，将点燃的卫生香对准所选的耳穴施灸，通常以患者感到温热而稍有灼痛感为度，每次施灸2~3分钟，每次取一侧耳穴，左右耳交替。隔天1次，10次为1个疗程。

耳穴压丸法

取主穴4~5个，随症选配穴1~2个，多用磁珠或王不留行子贴压，用直压法按揉，每次取一侧耳穴，左右耳交替。2~3天换1次，10次为1个疗程。

耳穴埋针法

取主穴3~4个，随症选取配穴，将耳郭进行常规消毒，每次取一侧耳穴，左右耳交替。每天自行按揉3~5次，留针3~5天。

耳穴疗法注意事项

● 压丸法痛苦小，易被患者接受，特别适合年龄大、体质弱、精神紧张的患者。

● 治疗时要注意中医辨证分型，根据脏腑虚实来调补阴阳气血。

● 患者要经常按摩耳穴，以起到持续治疗作用。

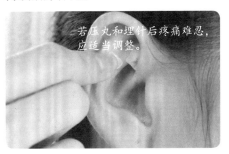

若压丸和埋针后疼痛难忍，应适当调整。

老中医有话说

神经衰弱的治疗原则

1. 详细检查排除器质性疾病后，应用心理治疗、行为疗法配合药物及物理疗法，以获得较好的疗效。

2. 适量遵医嘱服用抗焦虑、抗抑郁药物可改善患者的焦虑和抑郁，也可使患者肌肉放松，消除一些躯体不适感。

3. 保持积极乐观的心态，缓解不良情绪，以免引起恶性循环。

积极调整不良生活方式

1. 早睡早起，劳逸结合。

2. 睡前喝杯温牛奶，有助于入睡。

3. 晚上进行适当的身体锻炼，比如跳舞、瑜伽、跑步，身体劳累后人会尽快入睡。

4. 睡前不饮咖啡、浓茶等。

桂圆红枣粥，可养心安神、健脾补血

桂圆15克，红枣5枚，粳米100克，白糖适量。将红枣洗净，去核；桂圆去壳与核，取肉冲净；粳米淘洗干净。将粳米和适量水放入锅中，煮开后放入红枣和桂圆肉煮至粥熟，再加入白糖调味即可。

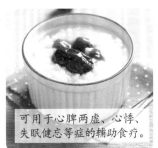

可用于心脾两虚、心悸、失眠健忘等症的辅助食疗。

习惯性便秘

习惯性便秘是指长期的、慢性功能性便秘，多由于大肠传导失常所致，多发于老年人。

习惯性便秘有哪些症状

习惯性便秘的症状有大便秘结不通、干燥、坚硬、数日不下，或排便艰涩不畅，或无力排解大便。便秘的人，会因为大便滞留而吸收过多毒素。因此，长期便秘的人，多面色晦黯、身材臃肿，呈现出一种不健康的状态。

什么原因导致习惯性便秘

习惯性便秘的原因之一是由于进食过少，或摄入食物过于精细，缺乏纤维素，使结肠蠕动减弱；二是因为工作、生活和精神因素等影响不能及时排便，积粪过久；三是经常服用泻药或洗肠等，使直肠反应迟钝失去敏感性。

> **便秘有虚证和实证之分**
> 虚证多因气血不足、肾虚、阴精耗损所致；实证多因饮食失节，过食辛辣或因热病引起津液失调所致。

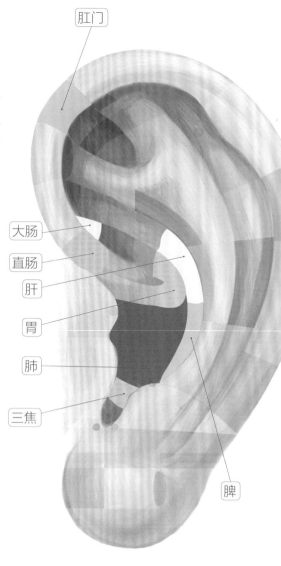

主穴如何选	
主穴	**取穴原则**
大肠、直肠	可增加肠蠕动，疏通脏腑，顺气导滞
三焦	有运化输精的作用
肺	肺与大肠相表里，取肺穴可增强大肠疏导功能

配穴如何选	
配穴	**适用人群**
肝	伴腹胀胸满、气窜顶胀、心烦者
脾	气短、肢体乏力者
胃	恶心、嗳气者
肛门	肛裂者

耳穴操作方法

耳穴压丸法

取主穴3~4个，配穴1~2个，在穴区内找到敏感点，对耳郭进行常规消毒后，用王不留行子或磁珠准确地贴在敏感点上。虚证便秘者宜采用轻柔的按摩手法，以有酸胀感为宜；实证便秘者宜用对压或直压的强刺激手法，以感到明显胀痛、发热为宜。每次贴一侧耳穴，每天按压5次，每次4分钟。隔2~4日换贴另一侧耳穴，两耳交替，10次为1个疗程。

耳灸法

将艾条点燃，对准选取的耳穴，距离穴位3~5厘米，采用雀啄灸法。每日1次，每次灸5~10分钟，以皮肤发热、温热不灼烫为宜。每次灸一侧耳穴，两耳交替，10次为1个疗程。此法适用于老人、产妇、久病体虚的虚证患者。

耳穴疗法注意事项

- 用探针或火柴头、棉签等在所选穴区点按探寻耳穴敏感点。
- 注意压丸时间和强度，避免耳穴刺激不足影响疗效。

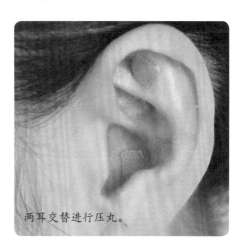

两耳交替进行压丸。

老中医有话说

坚持耳穴疗法，少用药物，减少副作用

1. 习惯性便秘采用中医耳压法有良好的疗效。治疗显效或治愈后，平时仍需经常按压或按揉相关耳穴，以达到巩固疗效的目的。

2. 尽量不要用泻药，以减少副作用，避免对泻药的依赖性。

养成良好的排便习惯

养成良好的排便习惯，如定时去厕所排便，有便意时要立即去厕所，排便时不要看手机、杂志等，排便环境要尽可能温暖、安静，以利于排便。

多吃富含水分和膳食纤维的蔬菜水果

1. 便秘者宜多吃富含膳食纤维和水分的蔬菜、水果，可促进肠道蠕动，利于排便。

2. 可以多吃一些香蕉、核桃、松子仁、芝麻等食物，以润肠通便。

3. 多饮水，早晨空腹喝一杯淡盐水或蜂蜜水可以帮助排便。

肉苁蓉羊肉粥，缓解体虚便秘有疗效

肉苁蓉30克，水煎取汁，加羊肉200克，粳米100克，煮成稀粥，调味服食。此粥可益肝肾、补精血、润肠通便，适用于虚证便秘者。

头痛

头痛是指颅内外对痛觉敏感的组织受到刺激而引起的头部疼痛，为临床常见症状，可见于多种急慢性疾病，以患者自觉头部疼痛为特征，以偏头痛居多。临床必须仔细询问病史，做全面的身体检查加以鉴别，以免误诊。

什么原因导致头痛

头痛多因风寒外侵、阻于经络，或肝阳上亢、扰于清窍而致。"头为诸阳之会"，六阳经皆循行于头部。根据头痛的不同部位，按照经络辨证，将前头痛、偏头痛、后头痛、头顶痛分别归为阳明头痛、少阳头痛、太阳头痛、厥阴头痛。头痛大多属实证，表现为头痛较剧，可呈胀痛、跳痛、针刺样痛等；亦有虚证，表现为头痛较缓，痛势绵绵，伴头昏、面色少华、乏力等。

主穴如何选	
主穴	**取穴原则**
神门、皮质下	可以镇静止痛
额、枕、颞	刺激相应穴位可以减轻头痛症状
耳尖	放血，可祛风清热、解痉止痛

配穴如何选	
配穴	**适用人群**
胃	前头痛者
胰胆	偏头痛者
颈椎	后头痛者
肝	头顶痛者
心、脾	虚证头痛者

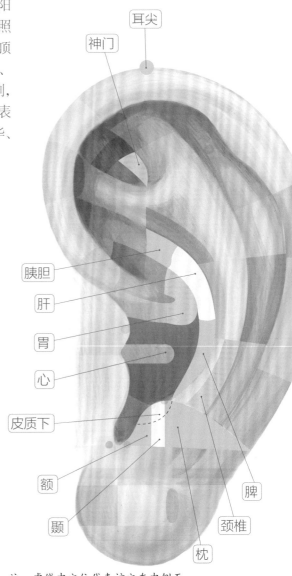

注：虚线内穴位代表该穴在内侧面。

耳穴操作方法

耳穴埋针法

取主穴3~4个，随症选取配穴。操作者左手固定耳郭，绷紧耳针处的皮肤；右手用镊子夹住消毒的皮内针柄，轻轻刺入所选耳穴内，刺入针体的2/3，再用胶布固定。若用环形揿钉状皮内针时，因针环不易拿取，可直接将针环贴在预先剪好的小块胶布上，再按揿在耳穴内。仅埋患侧耳穴，每天自行按揉3~5次，留针3~5天。

耳穴压丸法

取主穴4~5个，随症选配穴1~2个，用王不留行子或磁珠贴压，用对压或直压强刺激手法，以明显感觉胀痛、发热为宜。虚证患者宜用点压手法按揉。每次取一侧耳穴，双耳交替，2~3天换1次，5次为1个疗程。

耳穴疗法注意事项

● 耳穴埋针法治疗各种类型的头痛皆具有很好的疗效，耳穴压丸法治疗偏头痛疗效更好。

● 对于规律性的偏头痛，宜在发作前1周开始治疗，有助于避免发作。

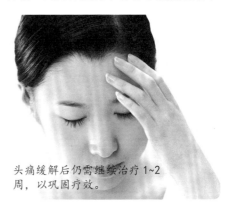

头痛缓解后仍需继续治疗1~2周，以巩固疗效。

老中医有话说

放松心情，注意饮食，多锻炼，早睡觉

1. 少摄入牛奶、巧克力、乳酪、咖啡、浓茶，戒烟，少喝酒。
2. 保持心情愉快，避免精神过度紧张。
3. 保持规律的作息时间，定期参加体育运动。
4. 注意休息，要劳逸结合。

分散注意力，让大脑休息一会儿

高强度的"脑力活动"会耗费人太多精力，易造成头痛。若每天工作和学习强度都很高，应在头痛时暂时停下手头的事，看看窗外，分散一下注意力。还可以闭眼休息15~20分钟，以缓解脑部疲劳，舒缓脑部神经，进而缓解头痛。

绿精茶，可祛风止痛

将绿茶1克、谷精草10克一并放入锅中，加适量清水，煮沸约5分钟后，去渣取汁，晾温，加入适量蜂蜜调匀，即成。

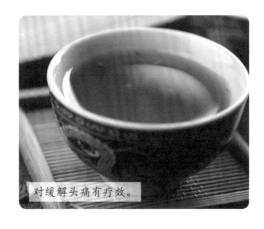

对缓解头痛有疗效。

面瘫

　　面瘫，又叫面神经炎、面神经麻痹（即面神经瘫痪），是以面部表情肌群运动功能障碍为主要特征的一种疾病。该病是一种常见病、多发病，不受年龄限制，多发于冬季和夏季，发病急，以一侧面部发病为多见。

面瘫有哪些症状

　　面瘫的主要症状是口眼歪斜，多伴有耳后疼痛、流涎、言语不清等。患者往往连基本的抬眉、闭眼、鼓嘴等动作都无法完成。患者做微笑或露齿动作时，口角下坠及面部歪斜更为明显。

什么原因导致面瘫

　　面瘫属于中医学"吊线风""中风"的范畴。多因人体正气不足，脉络空虚，卫外不固，风寒、风热乘虚入注面部经络，气血瘀阻、经筋功能失调而致。

面瘫的分类

根据病因可分为中枢性面瘫和周围性面瘫。前者通常由脑血管病、脑外伤、炎症等引起，后者为病毒所致。

主穴如何选	
主穴	**取穴原则**
面颊、口、眼	可以调节面部经络运行，调和气血，改善口眼歪斜
皮质下、肾上腺	可消炎，提高人体抵抗力，促进面神经康复

配穴如何选	
配穴	**适用人群**
耳尖	病变早期者
脾、肝	恢复期者

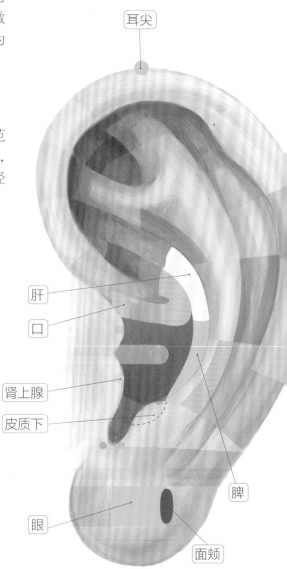

耳尖

肝

口

肾上腺

皮质下

脾

眼

面颊

注：虚线内穴位代表该穴在内侧面。

耳穴操作方法

耳穴压丸法

取主穴3~4个，随症选取配穴，用王不留行子贴压，以直压或点压手法按揉，以感觉明显胀痛、发热为宜。早期用直压法，恢复期用点压法，每次取一侧耳穴，3~5天换1次，左右耳交替，10次为1个疗程。

耳穴埋针法

取主穴3~4个，并随症选取配穴，操作者左手固定耳郭，绷紧耳针处的皮肤；右手用镊子夹住消毒的皮内针柄，轻轻刺入所选耳穴内，刺入针体的2/3，再用胶布固定。若用环形揿钉状皮内针时，因针环不易拿取，可直接将针环贴在预先剪好的小块胶布上，再按揿在耳穴内。仅埋患侧耳穴，每天自行按揉3~5次，留针3~5天。

耳穴放血法

取主穴2~3个，随症选取配穴1~2个，对所选耳穴进行点刺，挤出血液5~10滴，用干棉球稍加压迫。3天1次，9天为1个疗程。

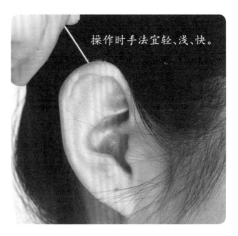

操作时手法宜轻、浅、快。

老中医有话说

注意消除炎症，多做功能性锻炼

1. 耳穴治疗面瘫疗效较好，耳尖放血尤其适合治疗早期症状。治疗过程中注意消除炎症。

2. 患者应注意面部保暖，治疗后多做功能性锻炼，如抬眉、鼓气、努嘴、闭眼等，并坚持自行轻轻按摩患侧面部。

养成良好的生活习惯，注意头部保暖

1. 多吃新鲜蔬菜、粗粮等，慎食生冷、油腻、辛辣、刺激性食物。

2. 每晚睡前用40~50℃的热水泡脚并做足底按摩。

3. 用热毛巾敷脸，每晚3~4次，勿用冷水洗脸，遇寒冷天气时注意头部保暖。

4. 保持心情平和、愉快，保证充足睡眠，适当运动。

参芪乌鸡汤、枸杞羊肾粥，补气养血

1. **参芪乌鸡汤**：将党参、黄芪各15克，三七10克、乌鸡1/4只（除去皮脂）、生姜2片一并放入锅中，煲汤饮用，适合面瘫恢复期气血虚弱的患者服用。

2. **枸杞羊肾粥**：羊肾1个，羊肉片、粳米各50克，葱花、五香粉、枸杞子各适量。羊肾、羊肉片与枸杞子一同放入锅中，加葱花、五香粉、水略煮，再放入粳米熬成粥。做早餐食用，能益气、补血、通脉。

糖尿病

糖尿病是一组以高血糖为特征的代谢性疾病。高血糖则是由于胰岛素分泌缺陷或其生物作用受损，或两者兼有引起。

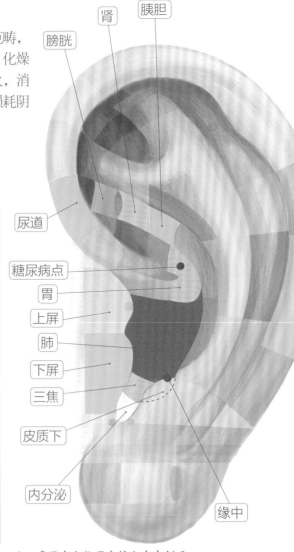

糖尿病的分型

糖尿病可分为四大类型：1 型糖尿病、2 型糖尿病、特殊类型糖尿病和妊娠期糖尿病。

糖尿病有哪些症状

糖尿病患者有"三多一少"的典型症状，即多食、多饮、多尿，体重减少。患者可伴有皮肤瘙痒、多发性神经炎、四肢麻木、性功能减退等。

什么原因导致糖尿病

中医学认为，糖尿病属"消渴"症的范畴，多因饮食不节，脾胃运化失职，积热内蕴，化燥伤津；或因情志失调，气机郁结，进而化火，消烁肺胃津液；或因素体阴虚，劳欲过度，损耗阴津而致。

主穴如何选	
主穴	**取穴原则**
糖尿病点、胰胆	糖尿病点是诊断和治疗糖尿病的特定点；胰胆可以调节紊乱的胰岛功能
缘中、内分泌	可以促进胰岛素分泌，降低血糖
三焦、皮质下	三焦能促进胰岛素分泌；皮质下能调节机体消化、内分泌等功能

配穴如何选	
配穴	**适用人群**
肺、上屏	多饮者
胃、下屏	多食者
肾、膀胱、尿道	多尿者

注：虚线内穴位代表该穴在内侧面。

耳穴操作方法

耳穴压丸法

取以上主穴，并随症配穴，用王不留行子或磁珠贴压，用对压或直压手法按揉。每次取一侧耳穴，双耳交替，隔天1次，10次为1个疗程。

耳穴按摩法

取以上主穴，随症选取1~2个配穴，对耳穴进行垂直按揉；然后采用双揪铃铛法从耳尖沿耳轮进行均匀按揉，然后耳轮至耳垂进行捏拉，每穴每次点按1分钟。双揪铃铛法每次施术3~5分钟，每天2次，10天为1个疗程。

耳穴疗法注意事项

● 耳穴治疗糖尿病可作为辅助疗法，能改善患者的症状，降低血糖、尿糖。

● 耳穴压丸法不宜过重，贴压保留天数不要过长，以隔天1次为好。

● 取穴要严谨，治疗及诊断均以左耳为主。

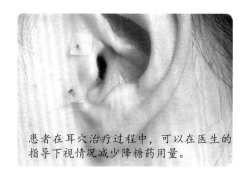

患者在耳穴治疗过程中，可以在医生的指导下视情况减少降糖药用量。

老中医有话说

自我监测血糖

随着小型快捷血糖测定仪的逐步普及，患者可以自己在家测量血糖。1型糖尿病患者进行强化治疗时每天至少监测4次血糖（餐前），血糖不稳定时要监测8次（三餐前后、晚睡前和凌晨3:00）。2型糖尿病患者自我监测血糖的频度可适当减少。

1型和2型糖尿病胰岛素治疗方法不同，可遵医嘱进行

1型糖尿病患者需要用胰岛素治疗，非强化治疗者每天注射2~3次，强化治疗者每天注射3~4次或用胰岛素泵治疗。需根据血糖情况调整剂量。

2型糖尿病患者若服降糖药治疗失效，宜先采用联合治疗方式。方法为原用口服降糖药剂量不变，睡前晚10:00注射中效胰岛素或长效胰岛素。一般每隔3天调整1次，无效者停用降糖药，改为每天注射2次胰岛素。注意需在医生的指导下进行。

注重饮食调理，定时定量

1.饮食治疗是各种类型糖尿病治疗的基础，很多糖尿病患者用药物配合饮食治疗的方法就可控制病情。

2.饮食宜以杂粮为主，配以蔬菜、豆类、瘦肉、鸡蛋等，定时定量进餐。

3.慎食高糖食物，戒烟、酒、浓茶等。

肥胖

肥胖是指一定程度的明显超重与脂肪层过厚，是体内脂肪，尤其是甘油三酯积聚过多而导致的一种状态，体重过度增长会引起人体病理、生理改变。

肥胖的分类

可分为原发性肥胖和继发性肥胖，前者又称单纯性肥胖，无明显内分泌异常；后者有明显内分泌、代谢病病因可寻。

肥胖有哪些症状

肥胖的主要表现为体内脂肪过度蓄积，体重超过标准体重的20%以上，并伴有头晕、乏力、气短、疲倦等症状，还可能会引发冠心病、脑卒中、高血压、月经不调等疾病。

什么原因导致肥胖

肥胖当属中医"痰饮"的范畴。饮食不节、过食肥甘厚味，损伤脾胃功能，运化能力减弱，湿热内生，留于孔窍、肌肤，使人臃肿肥胖；久坐少动伤气，气血运行不畅，脾胃虚弱，运化失司，水谷精微失于输布，化为膏脂和水湿，留滞于肌肤、脏腑、经络而致肥胖。

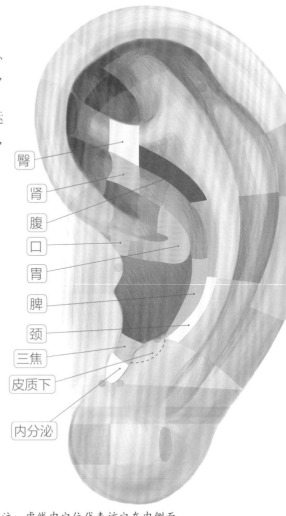

注：虚线内穴位代表该穴在内侧面。

主穴如何选	
主穴	**取穴原则**
脾、胃	可健脾和胃，加速胃肠蠕动，减少脂肪堆积
三焦	可促进脂肪代谢
内分泌、皮质下	可减少饥饿感

配穴如何选	
配穴	**适用人群**
口	食欲过盛者
肾	轻度浮肿者
颈、腹、臀	根据肥胖突出部位选对应穴位

耳穴操作方法

耳穴压丸法

取所有主穴，随症选取配穴，用王不留行子或磁珠贴压，以对压或直压强刺激手法按揉，每次取一侧耳穴，双耳交替，3~5天1次。亦可将所选穴位分为两组，分别贴压于左右耳，3~5天后交换穴位贴压，10次为1个疗程。食欲过盛者，在饭前或有饥饿感时，按揉主穴数分钟效果较佳。

耳穴毫针法

取所有主穴，随症选取配穴，常规消毒后，选用卧位进针，每穴直刺入3~5毫米，留针20~30分钟。可接电针，疏密波，小电流。

耳穴按摩法

取主穴，随症选取配穴，垂直点按，每穴点按20秒，依次进行。然后双手掌和手指摩擦发热，再放在耳郭上推摩，摩擦耳轮、耳背，直至全耳发热为宜。

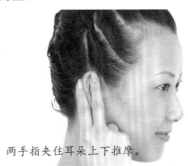

两手指夹住耳朵上下推摩。

老中医有话说

控制饮食和热量

1. 饭前先喝一杯水，以减轻饥饿感。

2. 控制饮食，限制每天摄入的总热量，使摄入总热量低于消耗量。宜多食用低热量食物，在医生指导下调整饮食中碳水化合物、脂肪、蛋白质的摄入量。

3. 饮食不宜过油、过甜和过量，增加粗粮和蔬菜摄入量；少吃零食、膨化食品；多用蒸、煮、凉拌等方式烹调，少用煎、炸等方式。

多喝水促进新陈代谢，多做运动消耗脂肪

1. 多喝绿茶、水，可以促进机体新陈代谢，加速脂肪燃烧。

2. 多参与体育运动，如游泳、爬山、跑步、骑自行车、打乒乓球等。

荷叶粥，可清热利湿，降脂减肥

将鲜荷叶1张放入锅内，加适量清水，大火煮沸后，转小火煮10分钟左右，将鲜荷叶捞出放在碗中备用。另起锅放入100克粳米，加清水适量，熬煮成粥，盛于荷叶上食用。

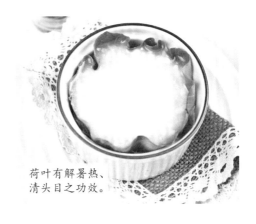

荷叶有解暑热、清头目之功效。

痔疮

痔疮是常见的肛肠疾病，由于肛管或直肠下端的静脉丛充血或瘀血并肿大，易出现排便时出血、疼痛、肛门瘙痒、痔赘脱垂等症状。

> **痔疮的分类**
> 根据其发病部位不同，可分为内痔、外痔及混合痔。

痔疮根据不同等级会表现不同的症状

痔疮根据生长位置的不同可分为内痔、外痔和混合痔三种类型，其中内痔根据痔疮从肛管向外脱出的程度分为4个等级：Ⅰ度，排便时带血、滴血，便后出血自行停止，痔不脱出肛门；Ⅱ度，常有便血，便时有痔脱出，便后可自行还纳；Ⅲ度，偶有便血，排便或久站、负重时痔脱出，需手辅助还纳；Ⅳ度，偶有便血，痔脱出后不能还纳或还纳后再次脱出。

什么原因导致痔疮

中医学认为，痔疮乃因素积湿热，过食炙煿；或因久坐而血脉不行；又因七情而过伤，气血纵横，经络交错；又或饮酒过度，肠胃受伤，以致浊气瘀血流注肛门而致。

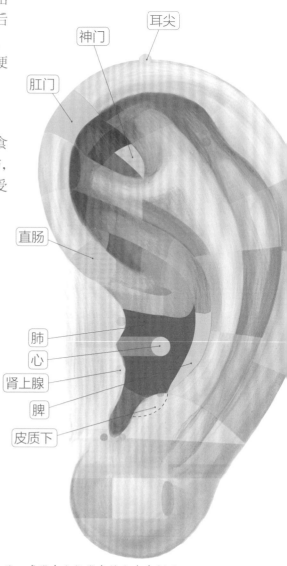

主穴如何选	
主穴	**取穴原则**
肛门、直肠	刺激肛门可使曲张的静脉团收缩，炎症消退；刺激直肠可排便通畅
脾、肺	脾可提补中气、利湿、消肿；刺激肺可以清肺热而泻大肠湿热
肾上腺、皮质下	可抗感染、消肿，提高人体抵抗力

配穴如何选	
配穴	**适用人群**
耳尖、心	痔疮出血者
神门	肛门疼痛者

注：虚线内穴位代表该穴在内侧面。

耳穴操作方法

耳穴压丸法

取主穴4~5个，选取配穴1~2个，采用王不留行子或磁珠贴压。以直压法和对压法为主，急性期疼痛剧烈者宜强刺激。每次贴压一侧耳穴，两侧交替，2~3天换1次，10次为1个疗程，每个疗程间隔3~5天。

耳穴毫针法

取主穴4~5个，选取配穴1~2个，常规消毒后，采用卧位进针。每穴直刺3~5毫米，留针20~30分钟。左右耳交替。

耳穴放血法

取主穴2~3个，选取配穴1~2个，常规消毒后，用一次性采血针点刺，挤出血液5~10滴，用干棉球稍加压迫即可。急性者每天1次，慢性者2~3天1次。

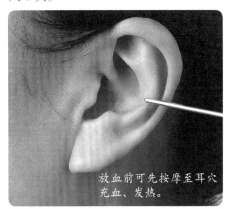

放血前可先按摩至耳穴充血、发热。

老中医有话说

没有症状的痔疮没有必要进行药物或手术治疗，以改善生活方式、饮食习惯和排便习惯为主。

定时排便，保持肛门清洁

1. 养成每天定时排便的习惯，临厕不宜久蹲久坐，保持大便通畅。

2. 经常清洗肛门，并保持肛周干燥。

饮食清淡，易消化

1. 饮食以清淡为主，多吃蔬菜、水果、豆类等富含维生素和膳食纤维的食物。

2. 尽量避免吃辛辣、刺激性食物，如辣椒、芥末等。

常做肛门锻炼，常按摩

1. 加强肛门局部锻炼，每天早、晚各提肛120次。

2. 临睡前用手自我按摩尾骨尖的长强穴，每次约5分钟，可改善肛门局部血液循环。

外用熏洗法，内服冰糖炖木耳

1. **熏洗法：** 川椒、地肤子、黄柏各30克，一起加水煮沸，先熏后洗，或湿敷肛门。该法主要用于治疗内痔及内痔脱出。

2. **木耳炖冰糖：** 将鲜木耳25克放入锅中，加适量冰糖、清水炖煮，睡前服用，具有活血化瘀、滋阴的功效。

女性疾病

月经不调

　　月经是由于垂体前叶及卵巢内分泌激素调节而呈现周期性的子宫出血。如垂体前叶或卵巢功能失调会引起月经周期、血量、血色和经质的异常，导致月经不调。

> **月经不调的常见类型**
> 中医将此病分为气虚型、血虚型、宫寒型、肝郁型、血热型 5 种。

月经不调有哪些症状

　　月经不调一般指月经周期提前或推后1~2周，还伴有出血量异常，或是经前、经期出现的腹痛及头晕、乏力、腰膝酸软等全身症状。

什么原因导致月经不调

　　月经不调分内在因素和外在因素，内在因素如精神、情绪上的过度紧张，过食寒凉食物和辛辣刺激性食物或慢性疾病造成体质虚弱、气血两衰；外在因素如受寒、热、湿等外邪的侵袭等。

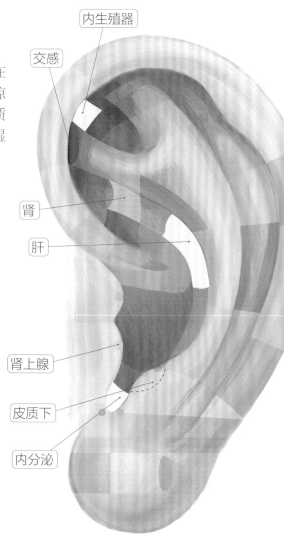

主穴如何选	
主穴	**取穴原则**
内生殖器	相应部位取穴，可行经和血，使月经按时而下
肾、肝	可补肾气、疏肝解郁、通经活络、调节冲任二脉
内分泌、皮质下	可调节内分泌功能，使身体恢复正常激素水平

配穴如何选	
配穴	**适用人群**
肾上腺	经期提前者
交感	经期错后者

注：虚线内穴位代表该穴在内侧面。

耳穴操作方法

耳穴压丸法

取主穴4~5个，随症选取配穴，耳郭常规消毒后，对准穴位用王不留行子和磁珠压丸，气血虚弱或肾虚者采用轻柔按摩手法；其他患者则宜用对压强刺激手法。于经期前10天开始治疗，每次贴一侧耳穴，隔2~4天换贴另一侧耳穴，两耳交替，直至月经来潮。每天自行按压耳穴3~5次。

全耳按摩法

取主穴和配穴，垂直点按，每穴点按20秒，依次进行。然后双手掌摩擦至发热，五指并拢，摩擦耳郭和耳背，进行全耳按摩，直至全耳发热。按摩时一推一拉为1次，按摩20~30次。

耳穴疗法注意事项

● 采用耳穴疗法治疗月经不调期间，也可搭配调经药物治疗，效果更好。

● 调理月经期间，需慎食生冷瓜果。

● 如有痛经严重，经血量增大，不宜进行全耳按摩，应去医院就诊。

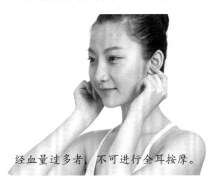

经血量过多者，不可进行全耳按摩。

老中医有话说

规律饮食和作息

1. 经期要注意防寒避湿，避免淋雨、涉水、游泳等，尤其要防止腹部受凉。
2. 生活要有规律，不熬夜，避免过度劳累。
3. 保持精神舒畅，适时减缓压力，可进行全身运动，如游泳、跑步等。
4. 改变不良生活习惯，不吸烟，少饮酒，不过度节食。
5. 注意卫生，预防感染，注意外生殖器的卫生清洁。

多吃补气补血食物，少吃刺激性食物

1. 多吃富含铁的食物，如乌鸡、羊肉、紫菜、动物肝脏、黑豆、樱桃等。
2. 不吃生冷、辛辣等刺激性食物，多饮热水，保持大便通畅。
3. 血热者经期前宜多食新鲜水果和蔬菜，慎食辛辣等刺激性食物。
4. 气血虚者平时必须增加营养，多吃牛奶、鸡蛋、豆浆、猪肝、菠菜、猪肉、鸡肉、羊肉等。

益母草红糖水，可温经散寒、补气补血

益母草、红糖各10克，红枣5枚。所有材料加水炖煮，饮汤，每日早晚各1次。本品适用于经期受寒所致的月经后延、月经过少等症。

闭经

　　无月经或停经均属于闭经。在青春期以前、泌乳期和育龄结束后无月经或停经，一般属于正常现象。其他时期闭经则是多种疾病导致的女性体内病理、生理变化的外在表现，是一种临床症状而并非某一疾病。

什么原因导致闭经

　　闭经的病因多样，可因子宫卵巢发育异常，内分泌功能紊乱、障碍，卵巢激素缺乏，下丘脑、垂体或甲状腺功能缺陷，糖尿病，神经、精神障碍，抑郁症，神经性食欲缺乏或其他慢性病，如营养不良、贫血以及环境的改变引起。原发性闭经亦可由于先天性缺陷所致。

　　中医称闭经为"经闭""月事不束"，分为虚实两证。虚证多因肝阴不足，血海空虚，无血可行所致；实证多为气滞血瘀，脉道不通，经血不得下行而致。

> **闭经的分类**
> 分为原发性闭经和继发性闭经。前者即女子 18 岁尚未月经来潮；后者即月经已来潮，中断 3 个月以上，又非妊娠期或哺乳期。

主穴如何选	
主穴	**取穴原则**
内生殖器	相应部位取穴，可以调经和血
内分泌、缘中、皮质下	可共同恢复正常卵巢内分泌功能，使月经来潮
肾	主管生殖功能，可以补肾调经

配穴如何选	
配穴	**适用人群**
肝	肝肾不足者、阴虚血燥者
心、脾	气血虚弱者
肝、心	气滞血瘀者
脾	痰湿阻滞者

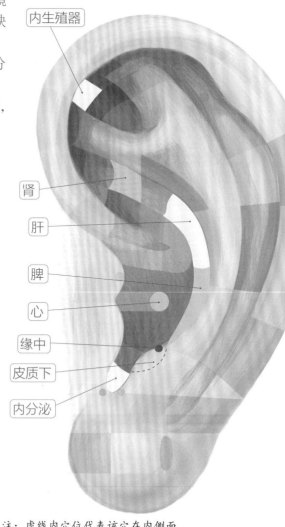

内生殖器
肾
肝
脾
心
缘中
皮质下
内分泌

注：虚线内穴位代表该穴在内侧面。

耳穴操作方法

耳穴压丸法

取以上主穴，随症选1~2个配穴，用王不留行子或磁珠贴压，手法多用对压或直压强刺激手法。每次取一侧耳穴，2~3天换1次，左右耳交替，10次为1个疗程。

耳穴放血法

取主穴2~3个，随症选取配穴1~2个，对所选耳穴进行点刺，挤出血液5~10滴，用干棉球稍加压迫。一般3天1次，1周为1个疗程。

耳穴埋针法

取主穴3~4个，随症选取配穴1~2个，每次取一侧耳穴，左右耳交替，每天自行按揉3~5次，留针3~5天。

耳部按摩法

双手拇指、食指捏住耳垂，由上而下，一边下拉，一边摩擦，拇指、食指离开耳垂时，则耳垂弹回。每次3~5分钟，早晚各1次。

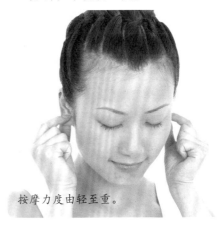

按摩力度由轻至重。

老中医有话说

查明病因，针对性治疗

由生殖系统的局部病变和全身性疾病引起的闭经，称为病理性闭经。此种类型的闭经要去医院尽快查明病因，进行针对性治疗。

1. 部分患者通过激素治疗可以恢复正常的月经周期。

2. 甲状腺疾病引起的闭经可以采用相应的药物治疗。

3. 肿瘤或先天性发育缺陷所导致的闭经，可能需要手术。

4. 因精神因素引起的闭经，应进行相应的心理疏导。

5. 低体重或因节食消瘦所致的闭经应调整饮食，加强营养。

6. 运动量过大导致的闭经需适当减少运动量和训练强度。

注意休息，保持心情愉快，积极调理月经不调

1. 制订合理的作息时间，以免过度劳累。

2. 保持心情舒畅，避免精神过度紧张，减少精神刺激。

3. 积极治疗月经后延、月经量少等疾病，以免进一步发展成为闭经。

原发性痛经

痛经指经期前后或行经期间，出现下腹部痉挛性疼痛，并有全身不适，严重影响正常生活。经过详细的妇科临床检查未能发现盆腔器官有明显异常者，称原发性痛经，也称功能性痛经。

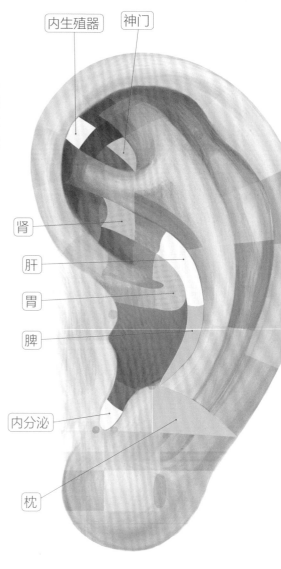

发生年龄和发作时间

一般在女性初潮后 6~12 个月开始，疼痛常在月经即将来潮前或来潮后开始出现，并持续至月经期的前 48~72 小时。

原发性痛经有哪些症状

原发性痛经主要表现为经期及其前后出现小腹或腰部疼痛，甚至痛及腰骶；每随月经周期而发，严重者可伴恶心、呕吐、冷汗淋漓、手足厥冷，甚至昏厥等。

什么原因导致原发性痛经

原发性痛经又称"痛经"或"经行腹痛"，多由情志不畅、肝郁气滞或经期前后受寒湿侵袭、过食生冷所致；或因素体阳虚不能温运胞宫等，以致冲任二脉气血运行不畅而发病。

主穴如何选	
主穴	**取穴原则**
内生殖器	可调理气血，缓解局部痉挛而止痛
内分泌、神门	内分泌可以调节内分泌功能，恢复激素正常水平；神门可以镇痛
肝、肾	可以疏肝解郁、补肾调经

配穴如何选	
配穴	**适用人群**
胃	恶心、呕吐者
枕	头痛、头晕者
脾	乏力者

耳穴操作方法

耳穴压丸法

取所有主穴，并随症选配穴1~2个，用王不留行子贴压，按压手法多用直压法或点压法。每次取一侧耳穴，2~3天换1次，一周为1个疗程。

线香灸

取主穴3~4个，随症选配穴1~2个，每次取一侧耳穴，左右耳交替，将点燃的卫生香对准所选的耳穴施灸，以患者感到温热而稍有灼热感为宜。每穴施灸2~3分钟，隔天1次，10次为1个疗程。

耳穴毫针法

取主穴和配穴，常规消毒后，毫针针刺，留针30分钟，每次取一侧耳穴，左右耳交替，每天1次。

全耳按摩法

取主穴和配穴，垂直点按，每穴点按20秒。然后双手擦热，放于耳朵上，紧压两耳，向耳轮推摩，再摩擦耳背，直至全耳发热。

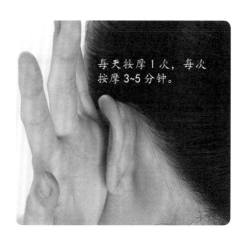

每天按摩1次，每次按摩3~5分钟。

老中医有话说

积极治疗，注意饮食，多锻炼

1. 痛经时可卧床休息或热敷下腹部。注意经期卫生，腹痛严重时可适当服用一般非特异性止痛药。

2. 经前期和行经期注意腹部保暖，勿喝冷饮，勿吃辣椒等辛辣刺激性食物。

3. 非行经期注意适当锻炼，以增强体质。

当归羊肉煲，可温中补血、养肝补虚

当归10克，肉桂3克，陈皮6克，羊肉200克，盐适量。将羊肉洗净，切块，与陈皮、当归同放入煲内，加水煮沸，焖煮至熟烂，放入肉桂煲30分钟，加盐调味。常食当归羊肉煲有温中补血、养肝补虚的功效。

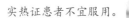
实热证患者不宜服用。

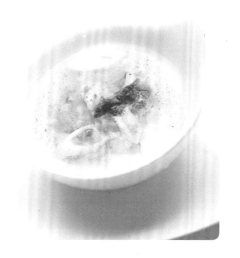

子宫脱垂

　　子宫脱垂是指子宫由正常位置沿阴道下降，子宫颈外口达坐骨棘水平以下，甚至子宫全部脱出阴道口外。常发生于劳动强度过大的妇女或多胎生产的妇女，以产后损伤为多见。

子宫脱垂有哪些症状

　　子宫脱垂的症状有患者自觉坠胀，有物脱出，劳累后加剧，轻者休息后能恢复。可伴有腰酸、大便困难、小便失禁，兼见纳呆、腹胀、腰膝酸软、小腹下坠、阴道分泌物增多、局部肿胀、黄水淋漓或出现脓性分泌物、有臭味。严重者局部可有糜烂或感染。

什么原因导致子宫脱垂

　　中医称子宫脱垂为"阴挺"。常由于生育胎次多，体质虚弱，中气不足或肾气亏损，带脉失约，冲任不固，胞络松弛无力，气虚下降而不能受摄所致。

> **子宫脱垂程度可分为三度**
> I 度：子宫位置较正常稍低，子宫颈仍在阴道口之内；II 度：子宫颈及部分子宫体脱落于阴道口外；III 度：子宫颈及子宫体全部脱出阴道口外。

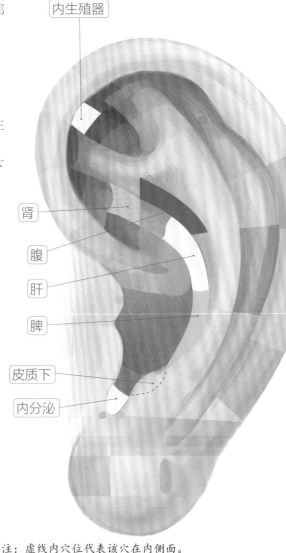

主穴如何选	
主穴	**取穴原则**
内生殖器	可以益气固脱，使脱出的子宫回复正常位置
肝、肾、脾	肝、脾可养肝健脾、濡养筋肉，恢复子宫弹性；肾可以调补肾气，升提子宫
内分泌、皮质下	内分泌可调控机体的生长、发育和生殖机能；皮质下是治疗内脏下垂的经验穴

配穴如何选	
配穴	**适用人群**
腹	伴有腹胀、腹痛者

注：虚线内穴位代表该穴在内侧面。

耳穴操作方法

耳穴压丸法

取主穴4~5个，伴有腹痛者加配穴，用王不留行子或磁珠贴压，采用对压或直压强刺激手法。每次取一侧耳穴，2~3天换1次，左右耳交替，10次为1个疗程。

耳穴埋针法

取主穴3~4个，伴有腹痛者加配穴，每次取一侧耳穴，左右耳交替。每天自行按揉3~5次，留针3~5天。

耳穴毫针法

取主穴4~5个，伴有腹痛者加配穴，每次取一侧耳穴，左右耳交替。常规消毒后，采用卧位进针。每穴直刺3~5毫米，留针20~30分钟。

耳部按摩法

双手拇指、食指捏住耳背肾、耳垂，由上而下，一边下拉，一边摩擦，拇指、食指离开耳垂时，则耳垂弹回。力度由轻至重，每次3~5分钟，早晚各1次。

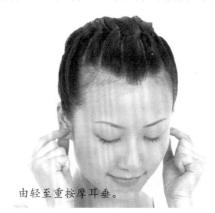

由轻至重按摩耳垂。

老中医有话说

女性产后注意事项

1. 产后3个月内要注意充分休息，不做久蹲动作及重体力劳动。
2. 产后保持大便通畅，防止便秘，禁止用力排便。
3. 做好产后保健操，加强盆底组织的支持力量。

多吃补气益肾食物，坚持运动，积极防治慢性疾病

1. 适当进行身体锻炼，坚持做提肛肌运动，以防组织过度松弛或过早衰退。
2. 加强营养，多吃有补气、益肾作用的食物，如山药、扁豆、莲子、芡实、泥鳅、红枣、核桃等。

3. 积极防治产后慢性咳嗽、产后便秘、慢性腹泻等疾病。

适当吃药膳，加强营养，增强体质

1. **升麻炖母鸡：**将升麻9克、黄芪15克放入1只母鸡腹内，加少量水和调味品，隔水蒸至熟烂，吃肉喝汤，分2次食用。
2. **白鸽药膳：**白鸽1只，党参、白术各9克，黄芪10克，陈皮、甘草、柴胡、葛根各6克，升麻5克，生姜3片，红枣3枚，将所有材料加适量水放入锅内，小火煲汤约30分钟。吃肉饮汤。

更年期综合征

更年期综合征又被称为围绝经期综合征，是指女性绝经前后这段时间因性激素波动所致的一系列身体及心理症状。更年期综合征是女性从生育期向老年期过渡的一段时期，是卵巢功能逐渐衰退的时期。

> **绝经分自然绝经和人工绝经**
>
> 自然绝经是指由于卵巢功能丧失而导致月经永久性停止；人工绝经是指两侧卵巢经手术切除，卵巢功能因此丧失。

更年期综合征有哪些症状

更年期综合征一般表现为月经紊乱，即月经周期延长，经量逐渐减少；或月经周期缩短，经量增多；或周期、经期、经量都不规律；或骤然停经。常伴有阵发性潮热、头晕、心悸、胸闷、恶心、思想不集中、易激动、失眠、多虑、抑郁等症状。生殖器官不同程度萎缩，乳房下垂、萎缩，出现尿频、尿失禁、骨质疏松等症状。

什么原因导致更年期综合征

更年期综合征属中医学"脏燥""绝经前后诸症"范畴，由肾气渐衰，冲任亏虚，天癸将竭，精血不足，水不涵木，阴阳失调所致。

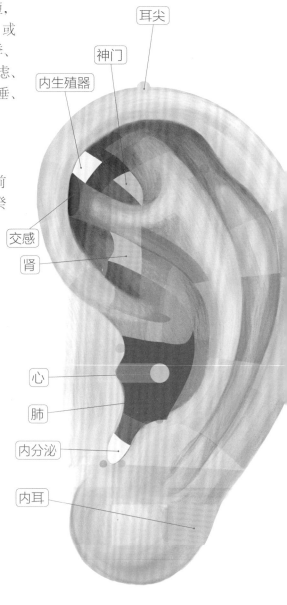

主穴如何选	
主穴	**取穴原则**
内生殖器、内分泌	可调节内分泌紊乱，促使性激素正常分泌
肾、交感	肾可以调补肾气；交感可以调节自主神经紊乱
神门	可以宁心安神

配穴如何选	
配穴	**适用人群**
心	失眠多梦、心悸者
耳尖	血压高者
肺	潮热者
内耳	耳鸣者

耳穴操作方法

耳灸法

取主穴3~4个，随症选取配穴1~2个，每次取一侧耳穴，左右耳交替，将点燃的艾条对准所选的耳穴施灸，以患者感到温热为宜，每次施灸5分钟，隔天1次，10次为1个疗程。

全耳按摩法

取所有主穴，随症选取1~2个配穴，垂直点按，每穴点按20秒，依次进行。然后双手掌摩擦发热，五指并拢，横放于两耳上，指尖向后，双手紧压两耳，向耳后推摩，至手掌离开耳轮。然后再向前拉摩，此时耳郭则被翻向前方，双手摩擦耳背，至手指离开耳轮。如此一推一拉，往返按摩耳前与耳背，进行全耳按摩，直至全耳发热。一推一拉为1次，按摩18~27次。

耳穴压丸法

取所有主穴，随症选取1~2个配穴，用王不留行子或磁珠贴压，以对压或直压强刺激手法按压，每次取一侧耳穴，双耳交替，3~5天换1次。

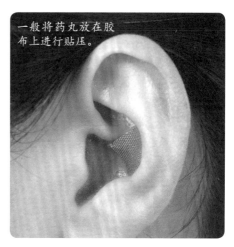

一般将药丸放在胶布上进行贴压。

老中医有话说

清淡饮食，劳逸结合，适当运动

1. 保持情绪稳定，遇事不烦、不急、不怒，不可焦虑不安。

2. 饮食宜清淡，适当控制高脂肪及高糖类食物，尽量做到低热量、低脂肪、低盐、低糖饮食。

3. 不吸烟，不喝酒，多吃富含蛋白质的食物及瓜果、蔬菜等。

4. 适当补钙，预防骨质疏松。

5. 生活要有规律，劳逸适度，保证充足睡眠。

6. 参加一些有益的文体活动和体育锻炼，如唱歌、跳舞、打太极拳等。

配合药膳，缓解不适症状

1. **甘麦饮：** 炒小麦、炒山楂、甘草各10克，红枣5枚（切开），以上材料泡水，代茶饮。适用于更年期潮热出汗、烦躁、心悸、忧郁者。

2. **莲子百合粥：** 莲子、百合各5克，粳米60克，一同加水熬煮成粥，早晚各食用1次。适用于更年期心悸、失眠、健忘、乏力者。

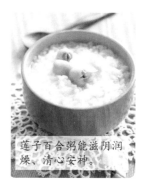

莲子百合粥能滋阴润燥、清心安神。

乳腺增生症

乳腺增生是一种生理增生与复旧不全造成的乳腺正常结构的紊乱，多以腺体增生为主，故称乳腺增生症。乳腺增生症既不是肿瘤，也不属于炎症，从组织学表现看，是乳腺组织增生及退行性病变，与机体内分泌功能紊乱密切相关。

> **本病的诱发因素**
> 任何导致性激素和其受体改变的因素，均可增加本病的患病风险，如年龄、月经史、孕育史、哺乳史、避孕药服药史、饮食等。

乳腺增生症有什么症状

乳腺增生症主要有两方面表现：一是乳房胀痛，多具有周期性，常在月经来潮前加重；二是乳房出现肿块，常为多发性，可见于一侧或双侧乳房，局限于乳房的一部分或分散到整个乳房，肿块往往有结节感，大小不一，质韧而不硬，与周围组织分不清，但无粘连。

什么原因导致乳腺增生症

乳腺增生症属于中医学"乳癖""乳痰""乳核"的范畴。多为情致内伤、肝郁痰凝，积聚乳房、胃络所致；或因思虑伤脾、郁怒伤肝，以致冲任失调、气滞痰凝所致。病变部位在乳房，与肝、脾、胃、肾等脏腑不和及冲脉、任脉、胃经、肝经、脾经等不通有关。

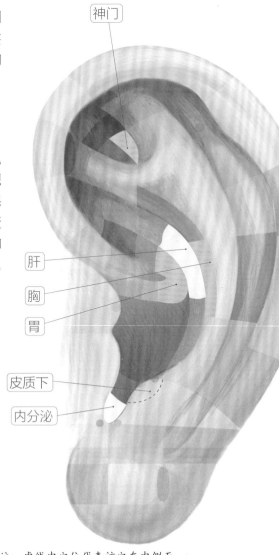

注：虚线内穴位代表该穴在内侧面。

耳穴如何选	
耳穴	**取穴原则**
胸、内分泌	胸穴为相应部位取穴，可以直达病所；内分泌穴可调节内分泌，帮助恢复正常激素水平
胃、肝	乳房为胃经所过之处，故刺激胃穴可以疏通乳房气血、健脾和胃；刺激肝穴可疏肝解郁、理气止痛
神门、皮质下	均为镇痛要穴

耳穴操作方法

耳穴压丸法

取耳穴3~6个，采用王不留行子或磁珠贴压，手法以对压或直压法按压。每次取一侧耳穴，双耳交替，5天换1次，10次为1个疗程，每个疗程间休息3~5天。

耳穴按摩法

取所有耳穴进行点按，每次按压间隔约0.5秒，反复持续点压，以产生轻度胀痛感为宜。点压用力不宜过重，以胀而不剧痛，略感沉重刺痛为宜。每次每穴点压20~30下，一般每天点压3~5次。

耳穴放血法

取耳穴 3~4 个，常规消毒后，一次性采血针点刺，挤出血液 5~10 滴，用干棉球稍加压迫，2~3 天 1 次。

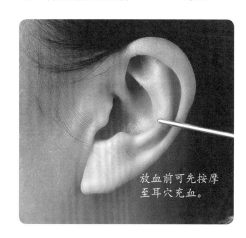

放血前可先按摩至耳穴充血。

老中医有话说

保持心情舒畅，多吃消除肿块的食物

1. 保持心情舒畅及情绪稳定，少生气。
2. 多吃蔬菜、水果及粗粮，少吃油炸食品、动物脂肪及甜食。
3. 选择合体、舒适的胸罩，每天穿戴胸罩时间不宜过长。
4. 宜常吃海带，有消除疼痛、缩小肿块的作用；适当吃橘子、牡蛎等行气散结之品。

重视日常保健

1. 轻度和中度乳腺增生患者，以心理疏导和改变生活习惯为主。
2. 对于存在持续性严重乳腺疼痛患者，可以进行药物治疗，缓解疼痛症状。

3. 乳房出现疼痛后要尽快去医院做一个病理性切片检查，以免贻误诊治。

食疗缓解不适症状

1. **天冬合欢枣茶**：天门冬 15 克，合欢花 8 克，红枣 5 枚，蜂蜜适量。除蜂蜜外将所有材料一起放入茶杯内，冲入开水浸泡，待水温后加蜂蜜少许。代茶频饮，可安神解郁。

2. **鳖甲绿丝汤**：海带、鳖甲、猪瘦肉各 60 克，盐、麻油各适量。将海带用清水洗去杂质，泡发后切块，鳖甲打碎，猪瘦肉切块。将以上材料加水煮汤，汤成后加入适量盐、麻油调味即可，可化瘀散结。

产后乳汁不足

　　产后乳汁不足指产后乳汁分泌量减少，不能满足婴儿需要。其原因除少数是乳房发育不全外，多数与产妇体弱、营养差、自主神经功能紊乱、精神受刺激、情志不畅或哺乳方法不当等有关。

产后乳汁不足有哪些症状

　　产后乳汁不足临床表现为产后48小时后乳房无膨胀感，乳汁很少流出。若体弱，乳房无膨胀痛者，属气血不足；若体健，乳房胀痛者，属肝气郁结。

什么原因导致产后乳汁不足

　　产后乳汁不足属中医学"乳汁不行"的范畴。多为素体脾胃虚弱，生化之源不足，也因分娩失血过多，气随血耗，以致气虚血少；或因肝郁气滞，产后情志抑郁，肝失条达，气机不畅，以致经脉涩滞，乳汁运行受阻所致。

> **产后乳汁不足分虚证和实证**
> 虚证多因身体虚弱、气血亏虚、乳汁化生不足所致，乳房柔软、无胀感；实证常因肝郁气滞、乳汁运行受阻所致，乳房胀满而痛。

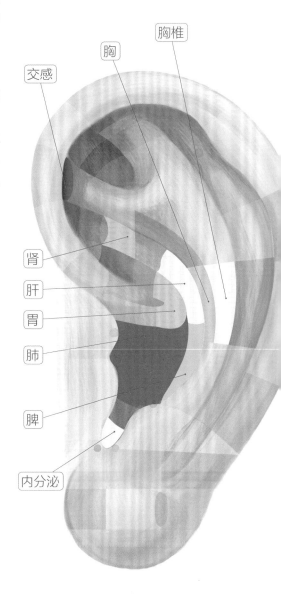

主穴如何选	
主穴	**取穴原则**
胸、胸椎	可以调节乳汁分泌
内分泌、交感	可以调节内分泌紊乱，促进催乳素分泌
脾、肺、肾	健脾运气，促进乳汁生成

配穴如何选	
配穴	**适用人群**
胃	气血虚者
肝	肝气瘀滞者

耳穴操作方法

耳穴压丸法

取上述主穴和配穴，用王不留行子贴压，亦可用磁珠贴压，发作期宜用对压或直压手法强刺激。每次取一侧耳穴，双耳交替。3~5天换1次，10次为1个疗程。

温针灸

取主穴3~4个，随症选配穴1~2个，常规消毒后，进行毫针针刺。待针刺完毕后，在耳针的针尾放置少许艾绒，并用手挤压使艾绒紧密地包绕在针柄周围，用檀香或卫生香将艾绒点燃。每次艾绒燃烧约2分钟。每更换1次艾绒为1壮，每次灸3壮。

耳穴疗法注意事项

● 虚证者不取肝穴，实证者不取脾穴。

● 每日可自行按压耳穴3~5次。

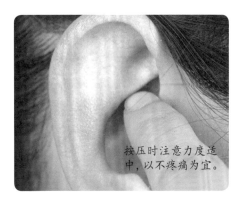

按压时注意力度适中，以不疼痛为宜。

老中医有话说

生产后哺乳有技巧

1.新妈妈产后要保持心情舒畅，戒急躁。一般奶水越少，越要增加宝宝吮吸的次数，由于宝宝吮吸的力量较大，可借助宝宝的嘴巴来按摩乳晕，以增强乳汁的分泌，每次哺乳要让宝宝充分吸空乳房，这样利于乳汁再生。

2.早接触，早吸吮，宜于产后30分钟内开始哺乳，尽早建立泌乳反射。

3.哺乳原则是按需哺乳，不要刻意控制哺乳时间。

多吃富含蛋白质的食物，心情放轻松

1.饮食上适当增加蛋白质的摄入，如瘦肉、蛋类等，尤其要多喝能促进乳汁分泌的汤水，如鸡汤、猪蹄汤、鲫鱼汤等，多吃新鲜蔬菜和水果。

2.不吃麦芽、韭菜等可致回奶的食物。

3.保证充足睡眠，多晒太阳，多呼吸新鲜空气，起居、饮食要有规律。

猪蹄通草汤，清热通乳

猪蹄2个，通草15克，红枣、花生仁各适量。将所有材料一同放入锅中，加适量水，煮至猪蹄熟烂即可。

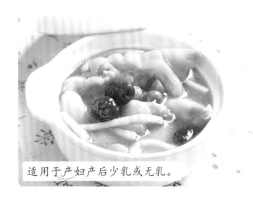

适用于产妇产后少乳或无乳。

功能性子宫出血

功能性子宫出血，是由于卵巢功能失调导致的月经过多、过频，即不规则出血的总称，也是妇科常见疾病。

> **功能性子宫出血的分类**
> 一般将本病分为两类，即无排卵型功血和排卵型功血。前一种常发生于青春期和绝经过渡期女性。

功能性子宫出血有哪些症状

功能性子宫出血临床表现为不规则的子宫出血、月经周期紊乱、出血时间延长、经血量多，甚至大量出血或淋漓不止等。

什么原因导致功能性子宫出血

功能性子宫出血在中医属于"崩漏"范畴。大量出血者称崩，经量较少且淋漓不断者称漏。崩和漏可以互相转化，崩漏的发生是因冲任二脉不能制约经血所致。引起冲任损伤的原因以血热、血瘀、脾虚三种为多见。

主穴如何选	
主穴	**取穴原则**
内生殖器	可调理冲任，制约子宫异常出血
内分泌、肾上腺、缘中	促进卵巢分泌雌激素，以帮助止血
肝、脾、肾	补肾、健脾、疏肝，增强统摄气血的作用

配穴如何选	
配穴	**适用人群**
耳尖	血热者

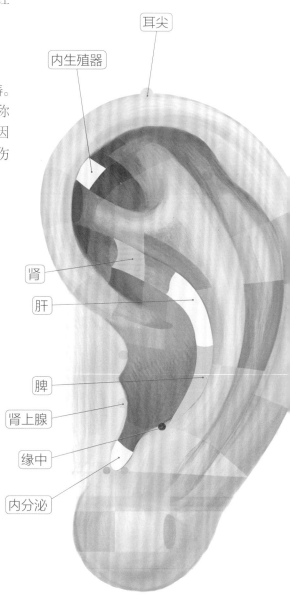

耳尖

内生殖器

肾

肝

脾

肾上腺

缘中

内分泌

耳穴操作方法

耳穴压丸法

取所有主穴，随症选取配穴，耳郭常规消毒后，对准耳穴压丸，脾肾亏虚者采用轻揉按摩手法，其余用对压强刺激手法。每次贴一侧耳穴，隔2~4天换贴另一侧耳穴，左右耳交替。每天自行按压耳穴3~5次。

耳穴毫针法

取耳穴4~5个，每次取一侧耳穴，左右耳交替，常规消毒后，采用卧位进针。每穴直刺3~5毫米，留针20~30分钟。

耳穴埋针法

取主穴3~4个，随症选取配穴，每次取一侧耳穴，左右耳交替，每天自行按揉3~5次，留针3~5天。

耳穴疗法注意事项

● 月经过多者治疗时间应选择在月经来潮后的第3天。

● 可用维生素 K 注射液注射入耳穴内，每次取 2~3 穴，每穴 0.1 毫升，出血停止后可用耳穴贴压法。

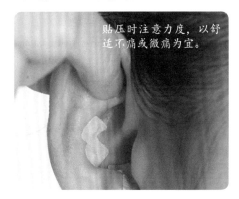

贴压时注意力度，以舒适不痛或微痛为宜。

老中医有话说

不同证型崩漏用药不同

对于血热型崩漏，主方用清热固经汤；血瘀型崩漏用逐瘀止崩汤；脾虚型崩漏用固冲汤；肾虚型崩漏用大补元煎。

1. 清热固经汤： 炙龟板40克（研粗末，先煎）、牡蛎粉（包煎）、清阿胶（陈酒炖冲）、大生地、地骨皮、地榆片、生藕节各25克，焦山栀、生黄芩、陈棕炭各15克，生甘草4克。水煎，分2次温服。

2. 逐瘀止崩汤： 当归、川芎、三七、五灵脂、茜草、丹皮、艾叶、乌贼骨各10克，没药6克，煅龙骨、煅牡蛎、阿胶各12克。水煎内服，出血期每天1剂。

3. 固冲汤： 白术（炒）30克，生黄芪18克，龙骨（煅，捣细）、牡蛎（煅，捣细）、萸肉（去净核）各24克，生杭芍、海螵蛸（捣细）各12克，茜草9克，棕边炭6克，五倍子（轧细）1.5克。水煎服。

4. 大补元煎： 人参10克，炒山药、杜仲各6克，熟地、当归（若泄泻者去之）、枸杞子各6~9克，山茱萸3克（如畏酸吞酸者去之），炙甘草3~6克。用水400毫升，煎至280毫升左右，空腹时温服。

饮食清淡，多休息

1. 饮食宜清淡，多食富含维生素C的新鲜瓜果、蔬菜，忌食寒凉及刺激性食物。

2. 生活要有规律，注意休息，不熬夜。

阳痿

阳痿又称勃起功能障碍，是男子性功能障碍的一种，指阴茎不能勃起，或勃起不坚，或坚而不久，以致不能完成性交的一种疾病。

阳痿有哪些症状

阳痿的症状有勃起缓慢或难以勃起，或虽然能够勃起但是勃起的硬度不够，造成阴茎插入困难或完全不能插入阴道，或虽然能勃起但是不能维持足够的勃起硬度，导致插入后疲软，或未射精疲软。

什么原因导致阳痿

引起男性阳痿的原因很多，如手淫过度、年龄增长、情绪焦虑、长期用药等。中医认为，阳痿是肾阳虚的主要表现，可通过食补、药补、自我按摩来缓解。

阳痿的分类

可分为心理性阳痿和器质性阳痿。前者由患者自身精神、心理等因素造成；后者可由血管性、神经性、手术或外伤等因素造成。

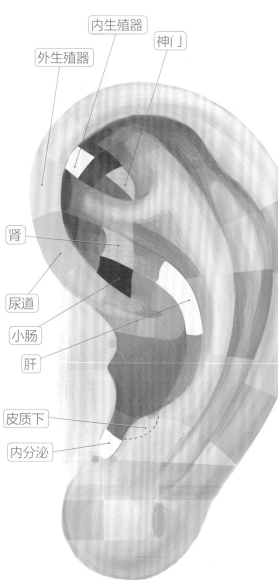

注：虚线内穴位代表该穴在内侧面。

主穴如何选

主穴	取穴原则
内生殖器、外生殖器	可以调理局部经络、气血，调节紊乱的生殖器功能
皮质下	调节因阳痿引起的精神紧张
肾、肝	肾穴可补肾壮阳；肝主筋，阴器又为宗筋所聚，故取肝穴可以滋养肝筋，强壮阴器

配穴如何选

配穴	适用人群
神门、内分泌	遗精者
小肠、尿道	早泄者

耳穴操作方法

耳灸法

取主穴3~4个，随症选取配穴1~2个，每次取一侧耳穴，左右耳交替，将点燃的艾条对准所选的耳穴施灸，以患者感到温热、舒适为宜，共计施灸5分钟，隔天1次，10次为1个疗程。

耳穴毫针法

取主穴3~4个，随症选取配穴2~3个，常规消毒后，选用卧位进针。每穴直刺3~5毫米，留针20~30分钟。每次取一侧耳穴，左右耳交替取穴，每天1次，10次为1个疗程。

耳穴压丸法

取主穴3~4个，选取配穴2~3个，用王不留行子或磁珠贴压，每次取一侧耳穴，左右耳交替取穴，3~4天换1次，10次为1个疗程。

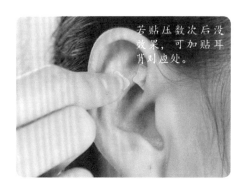

若贴压数次后没效果，可加贴耳背对应处。

老中医有话说

改善不良生活习惯，保持心态平和

1. 戒烟戒酒。

2. 避免过度劳累，保证充足的睡眠。

3. 积极进行体育锻炼，增强体质。

4. 保持乐观的心态，妥善处理夫妻双方的关系。

5. 戒除手淫等不良习惯，性生活要有节制，不过频。

可吃补肾壮阳食物，宜进补药膳

1. 多吃富含优质蛋白质的食物，适量摄入脂肪，补充维生素和微量元素。

2. 宜进食壮阳食物，如羊肾、海参、韭菜等，慎食肥腻、过甜、过咸食物。

3. **羊肾韭菜粥**：将羊肾1对、羊肉50克、枸杞子5克、粳米70克放入锅中，加水适量，小火熬煮，待快煮开时放入韭菜段30克，滚沸后出锅即可。

自我保健按摩

睡前，仰卧于床上。①由胸部向曲骨掌推36次，动作要沉缓有力并与呼吸同步，即吸气时手掌收回放在胸部，呼气时推下；②双手掌于脐部揉36圈；③捏拿两侧大腿根部36次；④双手指揉同侧睾丸100次；⑤两手分别捻搓同侧睾丸后筋条（精索）100次，以有酸胀感为宜；⑥双手松弛相间地握阴茎和龟头100次；⑦一手食指、中指夹于阴茎根部，甩动阴茎向前、后、左、右方向各100次。

遗精

遗精是指成年男子不自主地排出精液，可由膀胱或直肠充胀，或睡眠时下腹部受压及精神因素引起。若青壮年男子偶有遗精，过后无其他症状，属于精满自溢，不属病态。若一周遗精数次或一夜数次，同时伴有精神萎靡、腰膝酸软、头晕、乏力等症状，则属病态。

> **遗精的分类**
>
> 遗精可分为梦遗和滑精。梦遗发生在晚上做梦时，每周超过2次；滑精则是无梦而不分昼夜，稍一动念精液即自行滑出。

遗精有哪些症状

遗精的症状有不因性生活而精液频繁遗泄，每周2次以上，或在睡中有梦而遗，或在睡中无梦而遗，或有少量精液随尿外流，甚者可在清醒时自行流出，常伴有头晕、耳鸣、健忘、心悸、失眠、腰膝酸软、精神萎靡、尿时不爽，小腹及阴部不适等症状。

什么原因导致遗精

中医认为梦遗者多为肾阴亏耗，相火炽盛或下焦湿热，扰动精室而引起；滑精者多由气不摄精，精关不固所致，主要为心肾虚弱，精气亏损。

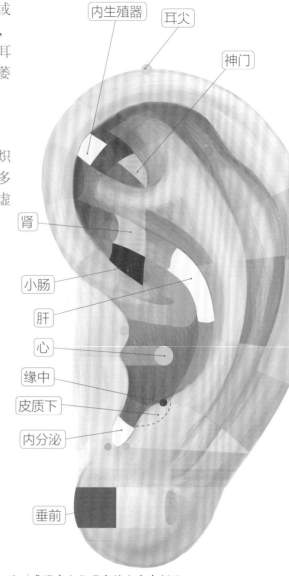

主穴如何选

主穴	取穴原则
内生殖器	可调理局部经络、气血，固摄精液
肾、心	可以补肾气，固摄精关，降心火，交通心肾
皮质下、神门、耳尖	镇静安神

配穴如何选

配穴	适用人群
垂前	梦遗者
内分泌、缘中	滑精者
肝、小肠	阴囊瘙痒、小便赤黄者

注：虚线内穴位代表该穴在内侧面。

耳穴操作方法

耳穴压丸法

取所有主穴，随症取配穴2~3个，用王不留行子或磁珠贴压，梦遗者可用对压或直压手法按揉，滑精者可用点压手法按揉，每次取一侧耳穴，左右耳交替取穴，2~3天换1次，10次为1个疗程。

线香灸

取主穴3~4个，随症选取配穴1~2个，将点燃的卫生香对准所选的耳穴施灸，通常以患者感到温热而稍有灼痛为宜，每穴施灸2~3分钟，隔天1次，10次为1个疗程。

耳穴按摩法

取主穴3~4个，随症选取配穴。每次取一侧耳穴，左右耳交替，每天自行按揉3~5分钟，以产生轻度胀痛感为宜。

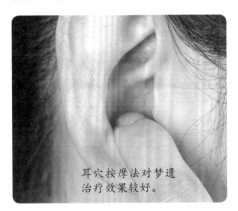

耳穴按摩法对梦遗治疗效果较好。

老中医有话说

放松精神，合理安排生活和工作

1. 正确对待遗精，不要把生理现象视为病态，从而增加精神负担，自寻烦恼。

2. 不看色情书画、影像，节制性欲，戒除手淫。

3. 睡觉时宜选屈膝侧卧位，被褥不宜过厚，内裤不宜过紧。

4. 少吃辛辣刺激性食物，如咖啡、葱、蒜、辣椒等。

5. 不过度疲劳，注意休息，适当参加体育锻炼和文娱活动。

分证型选择不同药膳，调理效果更佳

1. **韭菜子粥**：将15克韭菜子用小火炒熟，与50克粳米同入砂锅内，加水适量，慢

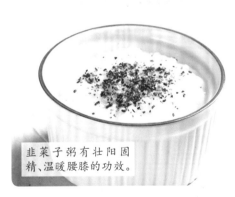

韭菜子粥有壮阳固精、温暖腰膝的功效。

火煮至米烂粥稠即可，适用于肾阳虚弱所致的遗精。

2. **六子饮**：韭菜子、菟丝子、五味子、女贞子、覆盆子、枸杞子各15克，共研细末，温开水送服，每次10克，每天2次。适用于肾虚不固型遗精。

早泄

早泄是指射精发生在阴茎进入阴道之前，或进入阴道中时间较短（不足1分钟）而射精。早泄会引起阳痿等其他性功能障碍。早泄既有精神因素的影响，也见于尿道炎、精囊炎、前列腺炎症、包皮过长等疾病中。

早泄有哪些症状

患者具有正常的勃起功能，原发性早泄患者在阴茎进入阴道之前或进入阴道后约1分钟内射精；继发性早泄患者约3分钟射精，且患者无法控制射精的时间，即对射精失去控制力，在感知射精即将来临后，无法抑制自己射精。

什么原因导致早泄

早泄为肾脏的封藏功能失调时，肾中阳气不足以固摄精液，精关不固；或因肝郁气滞，肝失条达而发病。

> **早泄分原发性和继发性**
> 原发性是从第一次性体验开始，就持续有早泄的发生，几乎每次性交都有；继发性是曾有一段时间性功能正常，后期逐渐出现或者突然出现早泄现象。

主穴如何选	
主穴	**取穴原则**
内生殖器、外生殖器	可以调节生殖器功能，延长性交时间
内分泌	可调节机体内分泌功能，使内分泌正常
肾、肝	可以调补肝肾，使精液藏泄正常

配穴如何选	
配穴	**适用人群**
皮质下	烦躁不安者
缘中	滑精者
心	心悸、怔忡、失眠者

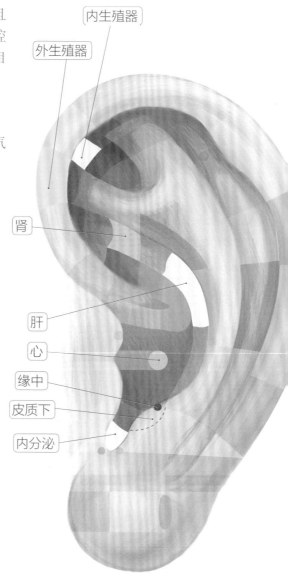

内生殖器　外生殖器　肾　肝　心　缘中　皮质下　内分泌

注：虚线内穴位代表该穴在内侧面。

耳穴操作方法

耳穴压丸法

取主穴3~5个，随症选取配穴，用王不留行子或磁珠贴压，以直压或点压手法按揉，每次取一侧耳穴，3~5天换1次，左右耳交替，10次为1个疗程。每次性生活前5分钟开始按压，按压1~2分钟。

耳穴毫针法

取主穴3~5个，并随症选取配穴，常规消毒后，选用卧位进针。每次取一侧耳穴，左右耳交替，每穴直刺3~5毫米，留针20~30分钟。

耳穴放血法

取双侧耳尖，常规消毒，一次性采血针点刺，挤出血液5~10滴，用干棉球稍加压迫即可，2~3天1次。

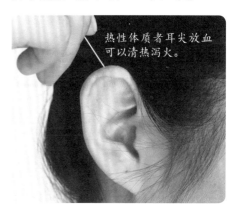

热性体质者耳尖放血可以清热泻火。

老中医有话说

树立信心，和伴侣沟通

1.患者应树立可以治愈的信心，消除顾虑，因为焦虑会影响治疗效果及下一次性生活质量，长此以往会形成恶性循环。

2.平时节制性生活，杜绝自慰，性生活前多与伴侣交流。

3.不要在疲劳后性交，也不勉强性交。

4.使用避孕套进行性交，可降低龟头的敏感度，有效延迟性交射精时间，避免早泄。

劳逸结合，保持会阴部清洁，多锻炼

1.平时注重个人卫生，注意会阴部的清洁，避免前列腺炎的发生。

2.生活要有规律，保证充足的睡眠，进行适当的文体活动。

3.不要多思多虑，端正态度，积极治疗，调整心态，顺其自然即可。

断仲煲猪尾，能补益肝肾、壮骨填髓

川断续、杜仲各15克，猪尾2条，将所有材料放入锅中，加适量清水，大火煮沸后改小火炖熟，再加少许盐，即可食用。

敷贴脐部，可收敛固涩

覆盆子、五味子、山药各10克，一起研末，醋调，敷贴于脐部，6小时后取下，或于性生活前约30分钟敷贴于脐部。

前列腺增生症

前列腺增生症，俗称"前列腺肥大"，是中老年男性的常见病之一，是前列腺的一种良性病变。性生活过度、手淫、性交中断和过食刺激性食物等，皆可引起睾丸、前列腺过度充血。反复过度的充血，容易导致睾丸萎缩，久而久之前列腺就容易肥大增生了。

> **前列腺增生症是否都需要治疗**
> 前列腺有轻度的增生，但是小便顺畅、次数也不多的患者可以在日常生活中调理，一般无需治疗。

前列腺增生症有哪些症状

主要包括两方面，一方面是刺激症状，表现为尿频、尿急、夜尿次数增多、排尿困难、尿失禁、血尿、急性尿潴留等。另一方面是梗阻症状，表现为排尿不通畅、尿线变细、排尿等待等。

什么原因导致前列腺增生症

前列腺增生症属于中医学"淋证""癃闭"的范畴。多由下焦湿热，膀胱泌别失职；肾阴亏虚，阴虚内热，热移膀胱，清浊不分；脾虚下陷，精微下渗；肾阳不足，失于固摄所致。

主穴如何选	
主穴	**取穴原则**
尿道、膀胱	相应部位取穴，可以疏利膀胱气机，通利小便
肾、艇角	取肾穴可以补肾；艇角是治疗前列腺疾病的经验穴
缘中、皮质下	可以调理内分泌紊乱，调节性激素代谢

配穴如何选	
配穴	**适用人群**
内分泌	夜间尿频严重者
脾	伴乏力、面色苍白者
三焦、肝	伴小便灼热、短赤而痛者

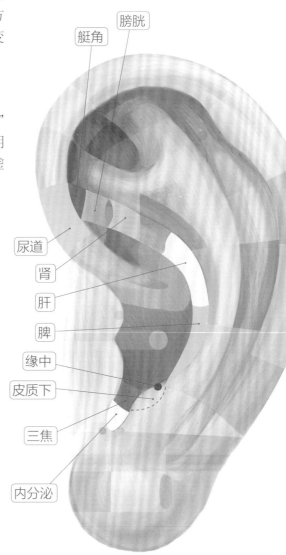

艇角　膀胱　尿道　肾　肝　脾　缘中　皮质下　三焦　内分泌

注：虚线内穴位代表该穴在内侧面。

耳穴操作方法

耳穴压丸法

取所有主穴，随症选1~2个配穴，用王不留行子或磁珠贴压，以直压或点压手法按揉。每次取一侧耳穴，2~3天换1次，左右耳交替，5次为1个疗程。

耳穴按摩法

取主穴，随症选取配穴，垂直点按，每穴点按20秒，依次进行。反复持续点按，以产生轻度胀痛感为宜。

线香灸

取主穴3~4个，随症选取1~2个配穴，每次取一侧耳穴，左右耳交替，将点燃的卫生香对准所选的耳穴施灸，以患者感到温热而稍有灼痛感为宜，每穴施灸2~3分钟，隔天1次，10次为1个疗程。

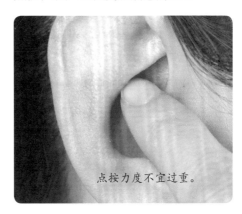

点按力度不宜过重。

老中医有话说

清淡饮食，多喝水，少坐多动，预防感冒

1. 注意防寒保暖，预防感冒和上呼吸道感染等疾病。

2. 饮食宜清淡，多吃新鲜蔬菜、水果，少吃辛辣食物，同时要戒烟、少饮酒。

3. 避免久坐、过劳，少骑自行车。

4. 多饮水，不憋尿，保持小便通畅，同时避免性生活过度。

药浴疗法

益母草、黄柏、当归、红花各20克，大黄25克，金银花、车前子各30克，桂枝10克，麻黄5克，水煎浓药液为1000毫升，放入浴盆中，加热水（30~40℃）

适量，全身沐浴，每次30分钟。在沐浴过程中，用手从脐至耻骨联合处轻轻按揉，当有尿意时即止。

温熨疗法

食盐250克，炒热或微波炉内加热，用布包好，熨耳部、脐部、下腹部，等冷却后再炒、再熨，每次热熨约20分钟，每天或隔天1次，10次为1个疗程。

瞿麦黄瓜汤，有利水之功

黄瓜1根，瞿麦10克，将黄瓜切片待用，将瞿麦加水煎煮至沸腾，去渣取汁，重新煮沸后加入黄瓜片，再加盐，待温食用。

儿科疾病

小儿呕吐

呕吐是幼儿时期常见的临床症状，是指由于食管、胃或肠道呈逆蠕动并伴有腹肌强力痉挛和收缩，迫使食道和胃内内容物从口和鼻涌出。呕吐可以是单独的症状，也可以是原发病的伴随症状。

> **长期呕吐的危害**
> 反复呕吐易导致水、电解质代谢紊乱，严重者可危及生命。还会影响营养的吸收，导致小儿营养不良和生长发育障碍。

小儿呕吐有哪些症状

小儿呕吐前常有面色苍白，上腹部不适（幼儿常说腹痛），厌食，进食、进水均吐的症状。呕吐物有时从口和鼻腔喷出。呕吐严重时，患儿会出现口渴、尿少、精神萎靡不振、口唇红、呼吸深长等临床表现。

什么原因导致小儿呕吐

小儿呕吐多因乳食过多，停滞胃脘，胃气上逆所致，亦可因感触惊秽、蛔虫内扰和痰饮壅盛而发病。如果因喂养不当、吸入空气过多，或喂乳过多，出现吃奶后有少量乳汁倒流至口腔，从口涌溢出，称为"溢乳"，为正常现象，不属于病态。

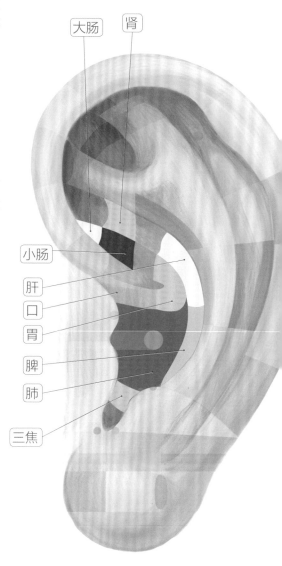

主穴如何选	
主穴	**取穴原则**
小肠、大肠	调节肠道的吸收和排泄功能
口	止咳止呕
胃、脾	健脾和胃，减少胃部不适

配穴如何选	
配穴	**适用人群**
肺	受风寒引起者
肝、肾	惊吓引起者
三焦	大便时干时稀者

耳穴操作方法

耳穴压丸法

取所有主穴，随症选取配穴1~2个，用王不留行子或莱菔子贴压，以点压法按压，每次取一侧耳穴。2~3天换1次，左右耳交替。

耳穴毫针法

取所有主穴，随症选取配穴1~2个，每次取一侧耳穴，左右耳交替。每穴点刺，速刺速出，不留针，每天1次。

耳穴按摩法

取所有主穴，随症选取配穴，每穴点按20秒，依次进行。然后双手分别横放于两耳上，用手指摩擦耳前和耳背，直至全耳发热。

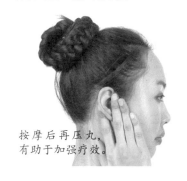

按摩后再压丸，有助于加强疗效。

注：本图仅为示意，参考按摩手法即可。

老中医有话说

患儿呕吐应如何处理

1. 患儿呕吐时要将其头部置于侧位，避免呕吐物吸入气管，导致反复呕吐。水、电解质代谢紊乱者，应及时给予静脉补液。

2. 呕吐后让患儿用温开水漱口，给患儿少量果汁或淡盐水喝。

3. 应节制患儿饮食，严重者可予以暂时禁食，待病情缓解后，再酌情增加饮食量。

4. 呕吐频繁者须予以止吐剂、镇静剂、解痉药物。

提前预防，注意饮食，适当锻炼

1. 为婴儿哺乳时不宜过急，哺乳后竖抱小儿身体，让其趴在母亲的肩上，轻拍背部至打嗝，这样可防溢奶。

2. 小儿的饮食宜定时定量，避免暴饮暴食，不要让小儿过食煎炸肥腻食物及冷饮。

3. 注意饮食卫生，不给小儿吃不卫生和腐败的食物。

4. 要让小儿进行适当的体育锻炼，增强身体抵抗力，防止病毒及细菌感染引起呕吐。

砂仁粳米粥，可行气调中、和胃健脾

粳米50克，砂仁2克，盐适量。将砂仁研磨后用布包扎，先煮粳米，煮沸后再放入砂仁布袋，待粥烂熟后挑出砂仁布袋，加盐，粳米粥晾温给患儿食用，每天1~2次。

小儿疳积

小儿疳积是由于喂养不当，或受其他疾病的影响，致使小儿脾胃功能受损，气液耗伤而逐渐形成的一种慢性病。多发生于1~3岁的幼儿。本病起病缓慢，病程越长，病情亦随之越重，可严重影响小儿的正常生长发育。

小儿疳积分为轻度、中度、重度
轻度者皮下脂肪变薄，肌肉不结实；中度者皮下脂肪显著消失，肌肉松弛；重度者全身皮下脂肪完全消失，皮肤多皱纹。

小儿疳积有哪些症状

小儿疳积的一般症状为形体消瘦，睡眠不安；重度者干枯羸瘦，饮食异常，大便干稀不调，腹胀，面色不华，毛发稀疏枯黄，烦躁不宁或萎靡不振，经常揉眉擦眼、吮指、磨牙，甚至表现为智力发育缓慢。

什么原因导致小儿疳积

小儿疳积多由饮食不洁，或嗜食肥、甘、生、冷等食物，损伤脾胃，使运化失职，水谷精微生化不足，脏腑失养所致。

耳穴如何选	
耳穴	**取穴原则**
脾、胃	可调理脾胃、消食导滞
小肠、腹	调节腹部气血、经络运行，促进小肠的消化、吸收功能
神门	可镇静安神，缓解患儿睡眠不安症状

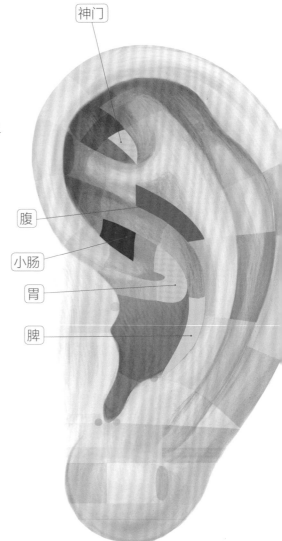

神门

腹

小肠

胃

脾

耳穴操作方法

耳穴按摩法

在耳穴区域内寻找敏感点，用手指指尖直接按压患儿耳穴，以患儿感到不痛为宜，按压时患儿耳部会发红、发热，需反复按压，时间为5~10分钟。

耳穴压丸法

在耳穴区域内寻找敏感点，对耳郭进行常规消毒后，对准耳穴敏感点压丸，采用按摩手法，以患儿耳部发红、发热、轻微胀痛为宜。每次贴一侧耳穴，隔2~4天换贴另一侧耳穴，两耳交替，直至症状消失。每天按压患儿耳穴3~5次。

捏脊疗法

在治疗过程中，可配合捏脊法，以提高疗效。用拇指、食指指面自下向上直推小儿脊柱两侧100~300次，捏3~5遍，每捏3下再将背脊皮提1下。

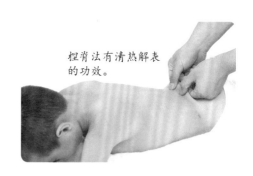

捏脊法有清热解表的功效。

老中医有话说

多晒太阳，注意保暖，保持卫生

1. 保持室内空气流通，温度适宜，要让患儿经常接触阳光。

2. 冬季要注意保暖，护理时要细心，对重症患儿，要密切监测其体温、呼吸、脉搏等，若发现异常，应及时去医院治疗。

3. 保持患儿口腔和皮肤卫生，经常为患儿洗澡，勤为患儿换尿布、衣服。

多吃营养、易消化食物，少吃胀气食物

1. 患儿饮食须定时定量，不宜让患儿过饥、过饱或过食油腻食物，饮食应遵循先稀后干、先素后荤、先少后多、先软后硬的原则，合理搭配保证营养。

2. 患儿应少吃豆类制品、糕点、饼及花生、巧克力等，以免胀气不消化。

3. 加强营养，宜多食鱼、瘦肉、鸡蛋等高蛋白食物，做到加工熟烂，以便消化。

消食化积粥、鸡内金散，健胃消食

1. **消食化积粥：** 莲子、芡实、炒麦芽、扁豆各15克，焦山楂10克，神曲6克，粳米50克，白糖适量，将所有中药一同放入锅内，加适量水，煎煮30分钟后去渣，再加入粳米熬粥，待粥熟后加少许白糖即可。

2. **鸡内金散：** 鸡内金30克，白糖适量。将鸡内金洗净，除去杂质，用瓦片焙黄，或用烘干机烘干，研为细末，加白糖适量，开水冲服，每次服1~2克，每天2次。

小儿厌食

　　小儿厌食是指小儿长期食欲减退，以食量减少为主要症状，是一种慢性消化功能紊乱综合征，是儿科常见病、多发病，1~6岁小儿多见。

小儿厌食有哪些症状

　　小儿厌食的症状有长期食欲缺乏、食欲减退，甚至拒绝饮食；还可见腹胀饱满、腹痛、呕吐，大便腥臭或稀或干。长期厌食可造成小儿严重营养不良或极度衰弱而形体干枯消瘦，头发稀疏，精神疲惫，腹部胀大，青筋暴露或腹凹如舟，并伴发贫血、佝偻病、免疫力低下、反复呼吸道感染等病，对小儿生长发育、营养状态和智力发展也会有不同程度的影响。

什么原因导致小儿厌食

　　小儿厌食属于中医学"恶食""不能食""不思食"的范畴。多为脾胃素虚，或饮食不节、情志不畅，伤及脾胃而发病。

小儿厌食与畏食的区别
虽然这两者都是食量减少，但畏食者的食欲正常，只是由于各种原因进食时觉得不适、畏惧和拒绝进食而致食量减少。

耳穴如何选	
耳穴	**取穴原则**
胃、脾、肝	疏肝理气、健脾养胃
大肠、小肠	调理胃肠功能，促进肠道消化吸收
胰胆、三焦	胰胆可以健脾和胃、疏肝利胆；三焦可以健脾益胃

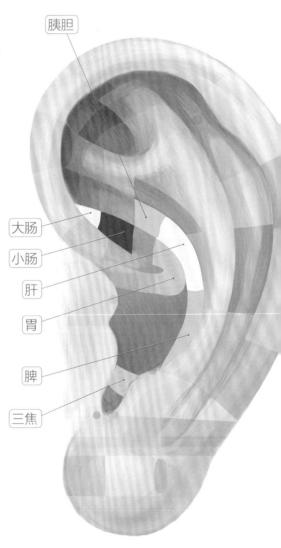

胰胆
大肠
小肠
肝
胃
脾
三焦

耳穴操作方法

耳穴压丸法

取上述耳穴，用王不留行子或莱菔子贴压，以点压法按压，每次取一侧耳穴。2~3天换1次，左右耳交替，10次为1个疗程。

耳穴毫针法

取上述耳穴，每次取一侧耳穴，左右耳交替，每穴点刺，速刺速出，不留针，每天1次。

手部穴位疗法

在四缝穴点刺放血，放出黄色液体或血液3~5滴，3天1次，可健脾行气、活血消瘀，提高免疫力，促进患儿生长发育等。

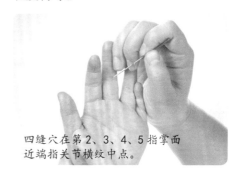

四缝穴在第2、3、4、5指掌面近端指关节横纹中点。

老中医有话说

改正不良的喂养方式

要改变不良的喂养方式，不要塞着吃，不要追着喂饭，孩子不想吃时可以先停止喂食，同时要杜绝零食，等到孩子下一次吃饭的时候，他就会觉得饿，就会有食欲。

均衡饮食

要改正高蛋白饮食的这个习惯，尽量让孩子均衡饮食，五谷杂粮、蔬菜都要吃，同时减少一些高蛋白食物的摄入，比如虾、蛋、奶类等。

要加大活动量

让孩子加强体育锻炼，坚持适度运动，可使其胃肠蠕动加快，消化液分泌旺盛，从而增强胃肠道消化和吸收功能。

饮食中加入一些调理中药

日常饮食中可以加入一些茯苓、白术、薏米、山楂、山药等中药，这样换着花样给孩子吃，对孩子的脾胃运化非常有好处。

扁豆薏米粥，可健脾祛湿，缓解小儿厌食

扁豆30克，淮山药15克，薏米10克。将扁豆、淮山药、薏米分别洗净，一同放入砂锅中，加水煮沸，小火煮成粥即可。

小儿腹泻

小儿腹泻是由多种病原、多种因素引起的，以腹泻为主要临床症状的综合征。发病年龄多在2岁以下。腹泻日久容易导致小儿出现营养不良、消化道外感染、中毒性肝炎等病症。

小儿腹泻有哪些症状

小儿腹泻主要表现为大便次数增多和性状改变，可伴有发热、呕吐、腹痛等症状及不同程度的水、电解质和酸碱平衡紊乱。

什么原因导致小儿腹泻

小儿腹泻可能是病毒感染（如肠胃炎），或细菌感染引起的，也可能是寄生虫、抗生素或牛奶过敏等原因造成的。婴儿腹泻多由于喂养不当、饮食失调所致。如人工喂养婴儿，过早过多地以粥类与粉糊喂养婴儿，导致婴儿肠胃不能适应这类食物，发生消化系统紊乱，从而导致腹泻。

腹泻分为轻型和重型两种

1. 轻型腹泻：有胃肠道症状，全身症状不明显，体温正常或有低热。
2. 重型腹泻：除有严重的胃肠道症状外，还伴有重度的水、电解质及酸碱平衡紊乱。

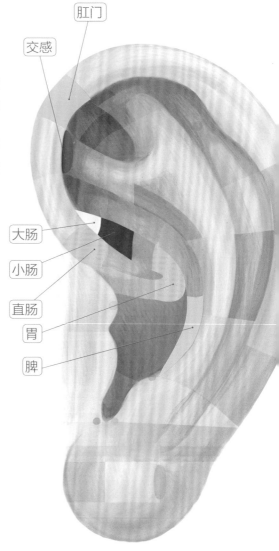

耳穴如何选	
耳穴	**取穴原则**
大肠、小肠	在相应部位取穴，可以调节肠道的吸收和排泄功能
直肠、肛门	可以调理脏腑、止泻
脾、胃	健脾、和胃、止泻
交感	胃肠功能属自主神经控制，取交感可以调节自主神经功能，进而调节胃肠功能

耳穴操作方法

耳穴压丸法

所选耳穴交替使用，每次取4~5个，用王不留行子或莱菔子贴压，以点压法按压，每次取一侧耳穴。2~3天换1次，左右耳交替，10次为1个疗程。

全耳按摩法

所选耳穴垂直点按，每穴点按20秒，依次进行。然后双手掌摩擦发热，五指并拢，横放于两耳上，指尖向后，双手紧压两耳，向耳后推摩，至手掌离开耳轮。然后再向前拉摩，此时耳郭则被翻向前方，双手摩擦耳背，至手指离开耳轮。如此一推一拉，往返按摩耳前与耳背，进行全耳按摩，直至全耳发热。一推一拉为1次，按摩20~30次。

耳穴毫针法

上述耳穴交替使用，每次取4~5个，每次取一侧耳穴，左右耳交替。常规消毒后，每穴点刺，速刺速出，不留针。每天1次。

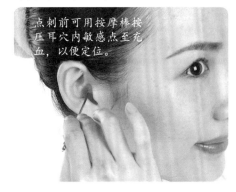

点刺前可用按摩棒按压耳穴内敏感点至充血，以便定位。

注：此操作有一定危险性，具体操作方法需咨询专业医生。

老中医有话说

小儿腹泻后的护理

1. 腹泻严重或呕吐严重者，可暂禁食，但不禁水。禁食时间≤6小时，禁食结束后，应尽早逐步恢复饮食。

2. 母乳喂养患儿的应继续以母乳喂养，并且增加喂养的频次，延长单次喂养的时间。

3. 若需用药，应遵医嘱，患儿家长不要自行给患儿用药。家长可用热水袋对患儿腹部进行热敷，也可帮患儿轻轻揉肚子，以缓解疼痛。

4. 患儿腹泻时，肛门周围的皮肤及黏膜易有损伤，每次大便后都要用温水冲洗。还要及时更换尿布，防止引发尿布疹及继发感染。

积极预防，注意饮食

1. 要让婴幼儿养成良好的饮食习惯，进食应遵循少吃多餐、由少到多、由稀到干的原则。

2. 注意饮食卫生；不暴饮暴食。

3. 空腹时不宜食用过多寒冷食物，如凉牛奶、柿子、梨、山竹等。

茯苓红枣粥，健脾补中，适合小儿服用

茯苓粉10克，红枣3枚，粳米30克。将红枣去核，加适量水，与粳米、茯苓粉同煮成粥，服用时可加少许白糖。

小儿夜啼

夜啼是婴儿时期常见的一种睡眠障碍，多见于新生儿及6个月内的小婴儿。不少孩子白天好好的，可是一到晚上就烦躁不安，哭闹不止。新生儿及婴儿常以啼哭表达要求或痛苦，饥饿、惊恐、尿布潮湿、衣被过冷或过热等均可引起啼哭。若喂以乳食、安抚亲昵、更换潮湿尿布、调整衣被厚薄后，啼哭很快停止，则不属病态。

> **小儿夜啼的分类**
> 可以分为生理性和病理性，前者多因饥饿、口渴、环境不适等；后者多因腹痛、鼻塞、头痛、外耳道炎等。

小儿夜啼有哪些症状

小儿多在夜间啼哭不止，白天正常，或阵阵啼哭；或通宵达旦，哭后仍能入睡；或伴见面赤唇红；或阵发腹痛；或腹胀呕吐；或时惊恐，声音嘶哑等。

什么原因导致小儿夜啼

中医认为，小儿的脾胃娇嫩，胃肠道功能尚未完善，容易出现胃肠积食和积热，引起消化不良、腹胀、积食上火等不适，导致小儿夜啼。另外，感冒、咽喉炎、支气管炎、肺炎等也有可能造成小儿睡不安稳。此外，睡前过度兴奋、睡眠时间安排不当等也可能造成小儿夜啼。

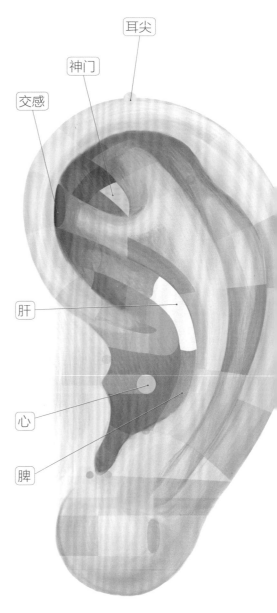

耳穴如何选	
耳穴	**取穴原则**
耳尖	运用放血疗法，可以镇静、清脑、明目
脾、心、肝	可以疏肝健脾、清心安神
神门	此穴为镇静安神之要穴
交感	可调节自主神经功能，有助于缓解小儿哭闹不安

耳穴操作方法

耳穴压丸法

取上述耳穴，用王不留行子或莱菔子贴压，以点压法按压。每次取一侧耳穴，2~3天换1次，左右耳交替，10次为1个疗程。

耳穴毫针法

取上述耳穴，每次取一侧耳穴，左右耳交替。常规消毒后，每穴点刺，速刺速出，不留针。每天1次。

耳尖放血法

取双侧耳尖，常规消毒后，一次性采血针点刺，挤出血液5~10滴，用干棉球稍加压迫，2~3天1次。

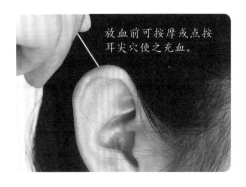

放血前可按摩或点按耳尖穴使之充血。

注：此操作有一定危险性，具体操作方法需咨询专业医生。

老中医有话说

根据孩子夜啼原因区别对待

1. **生理性：**饥饿、尿布潮湿、便前不适、室温过高或过低、被子过厚、或过大的音响刺激都会引起小儿哭闹，家长应及时满足孩子需求，调整孩子的入睡环境，让孩子睡得舒适。

2. 在排除了上述生理性原因后，家长要注意孩子有无鼻塞、呼吸时有无痛苦表情和有无发热等情况，要考虑到孩子是否患了感冒。如果孩子伴有较明显的咳嗽，特别是呼吸不畅时，要考虑孩子是否患了支气管炎、肺炎等。有的孩子虽仅有轻微发热，但也会出现啼哭不眠的情况，这时应注意孩子的面色、表情和身体变化。发现引起孩子啼哭的原因后，积极帮助孩子排除不适。如果暂时不能帮助孩子缓解痛苦，就要轻轻把孩子抱在怀里，及时安抚孩子。

保持环境舒适，可预防小儿夜啼

1. 要注意给孩子防寒保暖，但也勿过暖。

2. 白天尽量不要让孩子睡得太多，临睡前让孩子排净小便，夜间少喂奶。

3. 不可将婴儿抱在怀中睡眠，不通宵开灯，让孩子养成良好的睡眠习惯。

4. 注意保持周围环境安静，检查孩子衣服、被褥等有无异物刺伤皮肤。

5. 婴儿无故啼哭不止时，要注意寻找引起啼哭的根本原因。

小儿遗尿

一般情况下，孩子在3~4岁开始控制排尿，如果5~6岁以后还经常尿床，每周尿床2次以上并持续达6个月，医学上就称为"遗尿症"。

小儿遗尿有哪些症状

小儿遗尿以夜间遗尿为常见，以男孩多见。夜间遗尿者约有半数每晚尿床，甚至每晚遗尿2~3次，常常伴夜惊、梦游、多动或其他行为障碍，还可能会有精神不振、食欲减退、面色萎黄、形体消瘦等症状。

什么原因导致小儿遗尿

中医认为，小儿遗尿主要是肾气不足、膀胱虚寒、下元不固或肝胆火旺而致。

小儿遗尿的分类

分为原发性和继发性遗尿，前者是指小儿从小至就诊时一直有遗尿；后者是指小儿曾经停止遗尿至少6个月，之后又发生遗尿。

主穴如何选	
主穴	**取穴原则**
膀胱、尿道	可增强膀胱气化功能，具有调节贮藏、排泄尿液的作用
肾	为强壮穴，可补肾益气，为治本之法
神门	可以镇静安神，调节大脑皮质兴奋与抑制的平衡
缘中	又称遗尿点，是治疗遗尿的要穴

配穴如何选	
配穴	**适用人群**
脾	伴面色苍白、神疲乏力、纳呆者
肝、耳尖	小便黄臊、夜间啮齿、易惊、睡眠不安者

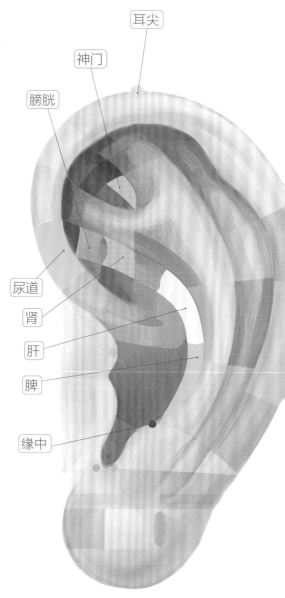

耳尖

神门

膀胱

尿道

肾

肝

脾

缘中

耳穴操作方法

耳穴压丸法

取所有主穴，随症取配穴1~2个，用王不留行子或磁珠贴压，以直压或点压手法按揉，每次取一侧耳穴，左右耳交替，隔天换1次，10次为1个疗程。

耳穴毫针法

取主穴3~4个，并随症选取配穴1~2个，采用坐位；初诊者精神紧张、怕痛、怕针或病重体弱者，常规消毒后，可选用卧位进针。每穴直刺3~5毫米，留针20~30分钟。

耳穴按摩法

取主穴3~4个，随症选取配穴1~2个，每次取一侧耳穴，左右耳交替，每天自行按揉3~5次，留针3~5天。

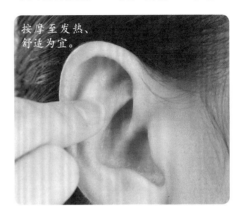

按摩至发热、舒适为宜。

注：本图仅为示意，参考按摩手法即可。

老中医有话说

注重生活的调理

1. 晚饭后让孩子少饮水、少吃西瓜等含水分多又利尿的水果，养成睡前排空小便的习惯。

2. 白天避免让孩子过度兴奋或剧烈运动，并让孩子睡1~2小时，以防夜间睡眠过深。

3. 父母要培养孩子自主排尿的习惯。

4. 父母应多劝慰、鼓励孩子，少斥责、惩罚孩子，减轻孩子的心理负担，帮助其树立信心。

5. 白天让孩子多饮水，当有尿意时，让孩子忍住尿，每次憋尿不超过30分钟，

每天训练1~2次，使膀胱扩张，增加膀胱容量，从而减少夜间排尿的次数。

6. 父母要学会观察、掌握孩子尿床的时间和规律，夜间用闹钟定时唤醒孩子起床排尿1次。

附片肉桂煲猪肚，温肾助阳、健脾补虚

将猪肚1个，制附片、肉桂各10克，胡椒5克，一同放入锅内，加入适量清水，煲至猪肚烂熟，再加入少许盐调味，即可食用。

小儿多动症

小儿多动症又称注意力缺陷多动障碍，是儿童时期和青少年时期较为普遍的心理障碍之一。通常起病于6岁以前，学龄期症状明显，随年龄增大逐渐好转。

小儿多动症的核心症状
小儿多动症有 3 组核心症状：注意力缺陷、冲动和多动。也可把冲动和多动合为一组症状。

小儿多动症有哪些症状

这类患儿的智力正常，但学习、行为及情绪方面有缺陷，主要表现为注意力不集中、注意障碍、活动过度、情绪易冲动、学习困难、在家庭及学校均好动。

什么原因导致小儿多动症

小儿多动症属于中医学"郁证""脏躁"的范畴。多因饮食失调、产伤以及其他外伤使小儿气血瘀滞，经脉不畅以及心肝失养而神魂不安；或由于患其他疾病之后，虽原发病痊愈，但已造成气血不足或气血逆乱，使心神失养以致神不守舍而发病。

主穴如何选	
主穴	**取穴原则**
皮质下	可调节大脑皮层功能
心、神门	养心、镇静、安神
肾、肝	补益肝肾，滋水涵木

配穴如何选	
配穴	**适用人群**
脾	食欲缺乏者

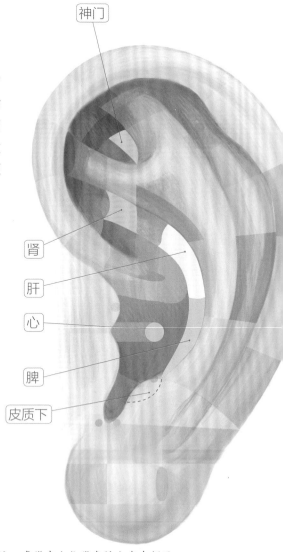

神门

肾

肝

心

脾

皮质下

注：虚线内穴位代表该穴在内侧面。

耳穴操作方法

耳穴压丸法

取所有主穴，随症选取配穴，用王不留行子贴压，以直压或点压手法按压。每次取一侧耳穴，左右耳交替，隔天换1次，10次为1个疗程。

全耳按摩法

取所有主穴，随症选取配穴，垂直点按，每穴点按20秒，依次进行。然后双手掌摩擦发热，五指并拢，横放于两耳上，指尖向后，双手紧压两耳，向耳后推摩，至手掌离开耳轮。然后再向前拉摩，此时耳郭则被翻向前方，双手摩擦耳背，至手指离开耳轮。如此一推一拉，往返按摩耳前与耳背，进行全耳按摩，直至全耳发热。一推一拉为1次，按摩20~30次。

耳穴疗法操作事项

● 点按耳穴时可用手指点按，也可选用按摩棒进行点按。

● 一般全耳按摩可以自己操作，耳穴按摩可以请他人操作。

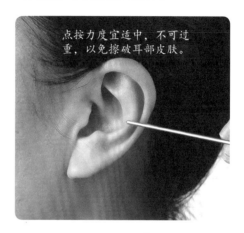

点按力度宜适中，不可过重，以免擦破耳部皮肤。

老中医有话说

锻炼孩子注意力和耐心

下意识地培养孩子的兴趣爱好，可以让孩子学习下棋、画画等，锻炼孩子的注意力和持久性。在孩子做事的时候，父母要多给予关心和指导，加以肯定和表扬，鼓励他做好每一件事。

引导孩子多参加户外活动

多动症的孩子精力旺盛，父母可以引导孩子多参加各种体育活动，并在活动中耐心指导孩子，陪伴他们一起玩。

饮食中注意补充锌元素

可以多吃一些富含锌元素的食物，比如鱼肉、花生、奶制品、鸡蛋，补充锌元素对症状恢复有所帮助。

重视心理的引导

对待多动症的孩子，父母一定不可以采用打、骂等粗暴的手段，否则会影响孩子的身心健康。

百合红枣汤，缓解小儿多动

百合、甘草各10克，大麦30克，红枣3枚。所有材料加水煮沸，饮用时可加少许白糖调味。

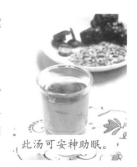

此汤可安神助眠。

落枕

落枕又称"失枕"，是一侧颈背部肌肉扭伤、挫伤，或肌肉风湿痛，或因睡眠时体位不当等引起的肌肉疼痛、颈部活动受限。

落枕有哪些症状

落枕一般表现为起床后感觉颈后部、上背部疼痛不适，以一侧为多，或有两侧都痛者，或一侧重，一侧轻。由于疼痛，颈项活动不利，不能自由旋转，严重者俯卧也有困难，甚至头部强直于异常位置，使头偏向病侧。

什么原因导致落枕

落枕的病因主要有三个：一是睡姿不当，如夜间睡眠姿势不良或因睡眠时枕头不合适，过高、过低或过硬，使头颈处于过伸或过屈状态；二是感受风寒，如睡眠时受寒，盛夏贪凉，使颈背部气血凝滞，筋络痹阻；三是某些颈部扭伤，也可导致肌肉保护性收缩以及关节扭挫，再逢睡眠时颈部姿势不良，气血壅滞，筋脉拘挛，更易落枕。

中医治疗方法

中医治疗落枕的方法很多，比如按摩理筋、针灸、药物、热敷等均有良好的效果，尤以按摩理筋法为佳。

主穴如何选	
主穴	**取穴原则**
颈椎、颈、枕	可以解除颈背部痉挛及疼痛
神门	可以镇静、止痛
轮4	运用放血疗法，可以祛瘀、活血，为颈肩部肌肉止痛

配穴如何选	
配穴	**适用人群**
三焦	颈部左右活动受限者
小肠	颈部前后活动受限者

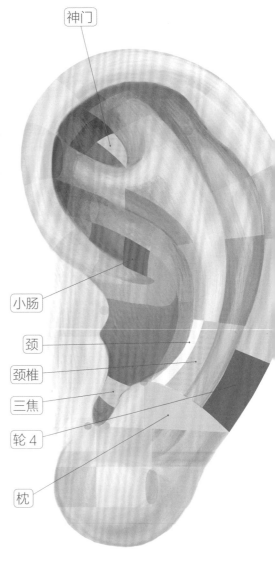

神门
小肠
颈
颈椎
三焦
轮4
枕

耳穴操作方法

耳穴压丸法

取所有主穴，随症选取配穴，使用王不留行子贴压，按压手法以对压法或直压法为主，宜较强刺激。每次取一侧耳穴，左右耳交替，3~5天换1次，5次为1个疗程，休息5天后继续贴压，直至症状缓解。

耳穴毫针法

取所有主穴，随症选取配穴，采用坐位，常规消毒后，直刺3~5毫米，留针20~30分钟，留针期间适当活动颈项部。

药物疗法

落枕多采用外用药物治疗，如膏药、药膏等。膏药多外贴于颈部痛处，每天更换1次，止痛效果较理想；用药膏在痛处擦揉，每天2~3次，效果较佳。

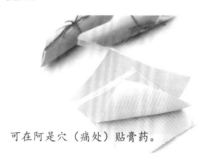

可在阿是穴（痛处）贴膏药。

老中医有话说

落枕后可在颈部热敷、抹油以缓解不适

1. 在颈部按摩或用热毛巾、热水袋热敷颈部可起到止痛作用，但热敷时须注意防止烫伤。

2. 选用正红花油或云香精于颈部痛处揉擦，每天2~3次，有一定效果。

3. 用伤湿止痛膏或麝香壮骨膏外贴颈部痛处，每天更换1次，止痛效果较为理想。

生活中要注意保护颈部

1. 调整枕头高度，喜欢仰卧的，枕头的高度一般为人的右手拳头竖起的高度；喜欢侧卧的，枕头高度一般为10厘米左右。仰卧位时，枕头的下缘宜垫在肩胛骨的上缘，不要使颈部脱空。

2. 注意颈部保暖，颈部受寒冷刺激会使肌肉血管痉挛，加重颈部板滞疼痛。在秋冬季节，宜穿高领衣服；天气稍热，夜间睡眠时应注意防止颈肩部受凉；炎热季节，空调温度不能太低。

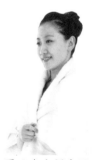

夏天在空调房温度过低时，别忘了披个毯子给颈部保暖。

加强颈部锻炼

落枕症状缓解后，可进行颈部功能锻炼，以增强颈部力量预防复发。两脚开立，与肩同宽，双手叉腰，活动头部，做"米"字操，每天2次。

颈椎病

颈椎病是指颈椎间盘退行性病变、颈椎肥厚增生以及颈部损伤等引起颈椎骨质增生，或椎间盘脱出、韧带增厚，刺激或压迫颈脊髓、颈部神经、血管而引起的临床综合征。

颈椎病的分型

可分为 6 种类型，分别是神经根型、脊髓型、交感神经型、椎动脉型、颈型、食管压迫型。

颈椎病有哪些症状

颈椎病主要表现为颈背疼痛、上肢无力、手指发麻、下肢乏力、行走困难、头晕、恶心、呕吐，甚至视物模糊、心动过速及吞咽困难等；严重者可引起双下肢痉挛、行走困难，甚至四肢麻痹、大小便障碍，出现瘫痪。

什么原因导致颈椎病

颈椎病属于中医学"痹症""头痛""眩晕"的范畴。多为素体肝肾亏虚或风寒劳累，以致寒凝气滞、血脉不通、筋脉失养，而不能约束骨骼和稳定关节所致。

主穴如何选	
主穴	**取穴原则**
颈、颈椎	可以缓解疼痛
神门	为镇痛要穴，可调畅经脉循行，疏通颈部气血，缓解疼痛
肾	肾主骨，取肾穴可以补肾壮骨、舒筋活络

配穴如何选	
配穴	**适用人群**
枕	颈部活动不灵活者
肩、肘	上肢麻木、不适者
心	眩晕者
交感	恶心、呕吐者

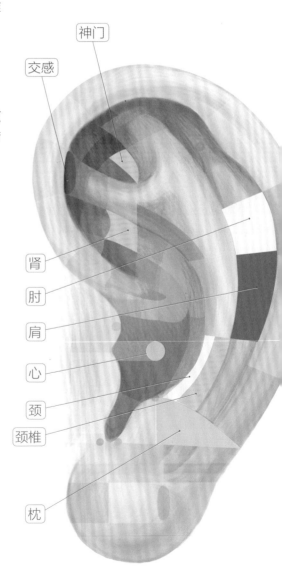

神门
交感
肾
肘
肩
心
颈
颈椎
枕

耳穴操作方法

耳穴压丸法

取所有主穴，随症选取配穴，用王不留行子或磁珠贴压，按压手法以对压或直压法为主。先选症状较重的一侧耳穴压丸，左右耳交替。5天换1次，10次为1个疗程，疗程间可休息3~5天。

耳穴毫针法

取主穴3~4个，并随症选取配穴，常规消毒后，卧位进针。每穴直刺3~5毫米，留针20分钟。

耳穴放血法

取主穴2~3个，随症选取配穴1~2个，对所选耳穴进行点刺，挤出血液5~10滴，常规消毒后用干棉球稍加压迫即可。一般3天1次。

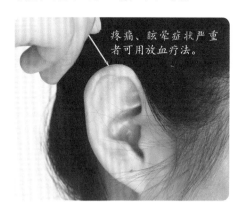

疼痛、眩晕症状严重者可用放血疗法。

老中医有话说

颈椎病可用外敷法和手术治疗

1. **炒盐外敷法：**食盐适量炒热，装入布袋中，稍微晾一下，放在颈椎上，盐凉后再拿下来。热敷过程中注意防止烫伤。

2. **温热敷法：**用热毛巾或热水袋局部外敷，可改善血液循环，缓解肌肉痉挛，消除颈部肿胀以减轻症状。急性期患者疼痛症状较重时不宜采用温热敷法治疗。

3. **手术治疗：**神经根或脊髓压迫严重者，必要时可采取手术治疗。

生活中要多做颈肩部运动，促进血液循环

1. 长期伏案工作者，应适时改变头部体位，每天坚持做10分钟的头部前倾后仰、左右旋转动作1~2次；症状较重、发作频繁者，应当停止工作，注意休息。

2. 改变高枕睡眠的习惯，注意端正头、肩、背的姿势，保持脊柱的正直。

3. 注意颈肩部保暖，避免头颈负重物及做过伸或过屈的活动，劳逸结合。

4. 饮食以清淡、易消化为宜，忌油腻、肥厚之品。

天麻炖猪脑，能祛风止痛

将天麻10克切碎，与猪脑1个一并放入炖盅内，加水、盐适量，隔水炖熟，每天吃1次。本品适用于颈椎病伴有头痛眩晕、肢体麻木者。

肩周炎

肩周炎，也称肩关节周围炎，俗称"肩凝症""五十肩"，是发生于关节和关节周围的滑囊、肌腱、韧带等软组织的一种退行性炎症病变。患者多在50岁以上，女性较多，多见于体力劳动者。

肩周炎有哪些症状

肩周炎初起呈单侧、双侧肩部酸痛，甚则可向颈部或上肢发散，日轻夜重，四肢畏寒；病情严重者，洗脸、梳头、穿衣等生活自理困难。慢性肩关节周围炎患者，肩关节呈现不同程度僵直，肩上部组织粘连，肌肉萎缩，故肩关节早期以疼痛为主，晚期以功能障碍为主。

什么原因导致肩周炎

肩周炎属于中医学"痹症""伤筋"的范畴。中医认为肩周炎是由风、寒、湿三气合入人体肩臂，使经络之气闭阻所致。

肩周炎的分类
临床上根据肩周围软组织的炎症范围不同，可分为冈上肌肌腱炎、肩峰下滑囊炎和肱二头肌长头腱鞘炎。

主穴如何选	
主穴	**取穴原则**
肩、锁骨	可以疏通经络、温经散寒、化瘀止痛，改善肩部活动情况
神门	镇静止痛
肾上腺、皮质下	抗感染、抗风湿、消炎、镇痛

配穴如何选	
配穴	**适用人群**
肝、脾	病久局部肿胀或见肌肉萎缩者

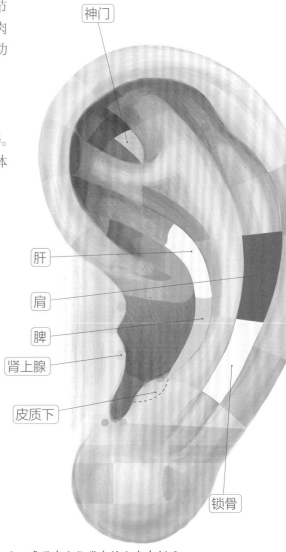

神门
肝
肩
脾
肾上腺
皮质下
锁骨

注：虚线内穴位代表该穴在内侧面。

耳穴操作方法

耳穴压丸法

取所有主穴，随症选取配穴，用王不留行子或磁珠贴压，按压手法用对压法或直压法。每次取一侧耳穴，左右耳交替，2~3天换1次，10次为1个疗程。疗程间可休息5天，再进行下一个疗程的治疗。

耳穴毫针法

取所有主穴，并随症选取配穴，常规消毒后，采用坐位或卧位进针。每穴直刺3~5毫米，留针20~30分钟。

耳穴按摩法

取所有主穴，随症选取配穴，进行点按，每次按压间隔约0.5秒，反复持续点按，以产生轻度痛胀感为宜。每次每穴点按20~30下，每天点按3~5次。

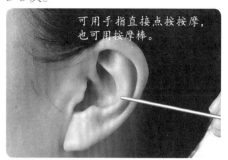

可用手指直接点按按摩，也可用按摩棒。

老中医有话说

耳穴疗法注意事项

1. 每天按揉所压耳穴时，可用较强力度刺激，待耳郭充血发热时，活动患侧肩部，并逐步增大活动范围，以改善局部的僵硬情况。

2. 疼痛较剧烈者可配合耳穴针刺治疗，起效更快。

生活中要注意防止肩部受风、受寒

1. 避免长时间吹风，尤其是夏天出汗后，在肩部外露情况下吹风时间不宜过长。

2. 加强冬季保暖，晚上睡觉时防止肩关节外露。

3. 避免过度劳伤，肩关节劳动强度不宜过大。

4. 坚持肩部功能锻炼，如做屈肘甩手、手指爬墙、梳头等动作。

5. 在患肩上放一块毛巾，用温热水冲淋患肩5~10分钟，使热量集中于疼痛部位，可起到缓解症状的作用。

不同体质和时期，选用不同药膳疗效更好

1. **桑枝炖鸡汤**：将60克老桑枝切成小段，与1只老母鸡共炖至熟，加盐调味即成，饮汤吃肉。本品具有祛风湿、通经络、补气血的功效，适用于肩周炎慢性期且体质虚者。

2. **白芍桃仁粥**：白芍25克，桃仁15克，粳米60克。先将白芍水煎取汁，约500毫升；再把桃仁去皮尖，捣烂如泥，加水研汁，去渣；用两味汁液同粳米煮为稀粥，即可食用。此粥具有养血化瘀、通络止痛之效，适用于肩周炎晚期瘀血阻络者、颈椎病晚期瘀血阻络者。

类风湿性关节炎

类风湿性关节炎是一种慢性全身性自身免疫性疾病，早期关节可出现红、肿、热、痛和功能障碍，晚期关节可出现不同程度的僵硬、畸形，并伴有肌肉萎缩。多发于青年期、中年期，起病缓慢，少数病例也有急性发作。

类风湿性关节炎的并发症
贫血是此病的常见关节外表现，常为轻度、中度，并发骨质疏松、肺部疾病、心血管疾病、抑郁症、肝肾损害等。

类风湿性关节炎有什么症状

类风湿性关节炎患者常出现持续数周的低热，少数患者可表现为高热乏力、全身不适、体重下降，而且多是缓慢而隐匿的疾病，一般关节痛和压痛是较早出现的症状。常见的发病部位有手腕、掌、指，其次是脚趾、膝、踝、肘、肩部，疼痛的关节往往也会有压痛，逐渐表现为对称性多个关节受累，最终出现关节炎症性改变，如关节长时间僵硬、肿胀、疼痛等，严重者甚至出现畸形。

什么原因导致类风湿性关节炎

一般认为类风湿性关节炎是感染或内分泌功能紊乱、免疫功能失调所致，也有人认为是机体感染特异敏感反应之故。中医认为，类风湿性关节炎是由于正气不足、邪气乘虚而入，致使气血凝滞、经络痹阻而致。

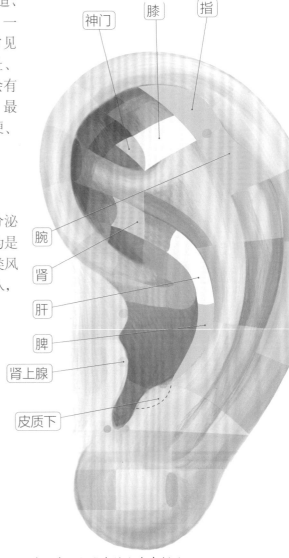

注：虚线内穴位代表该穴在内侧面。

耳穴如何选	
耳穴	**取穴原则**
指、腕、膝	可使刺激直达病所，取得较好治疗效果
神门、皮质下	为镇痛要穴
肾上腺	抗风湿、消炎
肝、脾、肾	肝主筋、脾主肉、肾主骨，刺激此三穴可以疏肝、健脾、补肾，强壮筋骨、肌肉

耳穴操作方法

耳穴压丸法

　　取所有耳穴，耳郭常规消毒后，用王不留行子或磁珠贴压，按压手法以对压或直压法为主，宜较强刺激。每次取一侧耳穴，左右耳交替，3~5天换1次，5次为1个疗程。休息5天后继续贴压，直至症状缓解。

耳穴毫针法

　　取所有耳穴，采用坐位，常规消毒后，每穴直刺3~5毫米，留针20~30分钟。

耳穴疗法注意事项

　　●取相应部位耳穴时，可先用耳穴电测仪探测准确部位后，再予以治疗。

　　●由于是慢性关节病变，需按疗程坚持治疗，以控制病变的发展，改善小关节的活动功能。

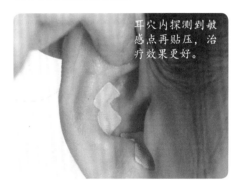

耳穴内探测到敏感点再贴压，治疗效果更好。

老中医有话说

清淡饮食，防止受寒、受风，适当运动

1. 饮食应以清淡为主，少摄入牛奶、羊奶等乳制品以及花生、巧克力、奶酪等，少喝酒、咖啡、茶等饮品，多吃蛋、鱼、虾、豆制品、土豆、牛肉、鸡肉等。

2. 防止受寒、淋雨和受潮，关节处要注意保暖，不穿湿衣、湿鞋、湿袜等。

3. 经常参加体育锻炼，如打太极拳、做广播体操、散步等。

4. 洗热水澡可以帮助患者放松肌肉，但急性期不适用，以免加重病情。

5. 急性期可在患处冷敷，以缓解关节疼痛。

木瓜薏米粥，有健脾祛湿、清热排脓之功

木瓜半个，薏米70克，蜂蜜适量。将木瓜切块，薏米洗净，一起放入锅中，加水煮成粥，再加蜂蜜调服。本品适用于关节红、肿、热、痛，口渴，尿黄，便干的类风湿性关节炎患者。

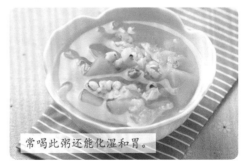

常喝此粥还能化湿和胃。

腰椎间盘突出症

腰椎间盘突出症是腰椎间盘发生退行性改变或本身发育上存在的缺陷，当受到外力时，腰椎纤维环破裂、内部的髓核突出，刺激并压迫周围的神经、血管，导致腰部及下肢坐骨神经行走部位疼痛的一种病症，也被称为"腰椎间盘纤维环破裂症"。

> **腰椎间盘突出症的分型**
> 腰椎间盘突出症根据其突出程度和影像学特征，可分为膨隆型、突出型、脱出型、游离型和其他类型等。

腰椎间盘突出症有哪些症状

腰椎间盘突出症主要表现为腰部肌肉僵硬、强直，腰肌生理前凸改变（减少或消失），甚至出现后凸，有不同程度的脊柱侧弯，患者腰部向健侧或患侧弯曲，腰部及下肢坐骨神经处呈放射性疼痛。腰部活动、伸腿、弯腰等活动受限，情况严重者行走困难，腰及腿部感觉减退或消失，卧床后不能自主翻身。

什么原因导致腰椎间盘突出症

腰椎间盘突出症属于中医学的"腰腿痛""腰痛"的范畴。多为腰部受寒湿之邪，闪挫扭伤，长期劳累造成腰部气血运行不畅；或气血亏虚，腰部失于濡养而发病。

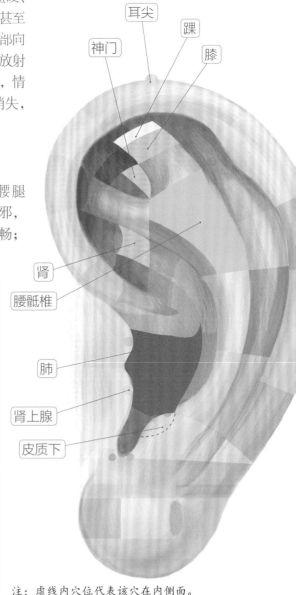

注：虚线内穴位代表该穴在内侧面。

主穴如何选	
主穴	**取穴原则**
腰骶椎	可使治疗直达腰部
肾、肾上腺	肾穴可补肾之亏虚、濡养筋脉、强健腰部；取肾上腺有抗风、消炎的作用
神门、耳尖、皮质下	神门、皮质下为镇痛要穴；耳尖放血可清热止痛

配穴如何选	
配穴	**适用人群**
肺	阴雨天加重者
膝、踝	下肢疼痛、麻木者

耳穴操作方法

耳穴毫针法

取所有主穴，随症选取1~2个配穴，每次取一侧耳穴，左右耳交替，常规消毒后，采用坐位或卧位进针。每穴直刺3~5毫米，留针20~30分钟。

耳穴压丸法

取所有主穴，随症选取1~2个配穴，用王不留行子或磁珠贴压，按压用对压法或直压法，每次取一侧耳穴，左右耳交替，2~3天换1次，10次为1个疗程。疗程期间可休息5天，然后再进行下一个疗程的治疗。

耳尖放血法

取双侧耳尖，常规消毒，一次性采血针点刺，挤出血液 5~10 滴，常规消毒后用干棉球稍加压迫即可，3 天1 次。

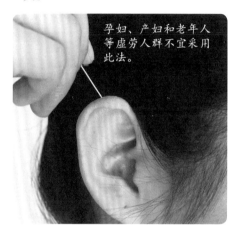

孕妇、产妇和老年人等虚劳人群不宜采用此法。

老中医有话说

急性期和缓解期的护理重点

1. 急性期宜卧硬板床休息，要严格限制腰部活动，注意腰部保暖。

2. 缓解期适当活动腰部，活动的幅度不可过大，不可强力负重。

生活中要注意腰部保暖，适当运动

1. 避免在寒冷、潮湿的环境中居住及工作，注意腰部保暖。

2. 勤做松弛腰部肌肉的体操，加强腰背肌训练，增强脊柱力量。

3. 长期伏案工作者需要注意桌、椅高度，定期改变坐姿。

杜仲酒，补肝肾、强腰膝

将 30 克杜仲浸于 500 克白酒中，密封 7 天后，开封饮服，每次 10~20 克，每天 1 次。

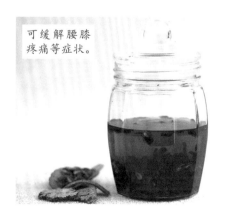

可缓解腰膝疼痛等症状。

坐骨神经痛

坐骨神经痛是指沿坐骨神经分布区域，以臀部、大腿后侧、小腿后外侧、足背外侧为主的放射性疼痛。坐骨神经痛是大多数疾病均可表现出的症状，如腰椎间盘突出症、腰椎滑脱、椎管狭窄、梨状肌综合征等。

坐骨神经痛有哪些症状

坐骨神经痛的症状有疼痛如刀割样，烧灼疼痛，行走、弯腰、咳嗽时疼痛感加重等，重者不能翻身，小腿与足背有麻木感或感觉减退，股四头肌或小腿肌出现萎缩。部分患者夜间疼痛更明显。

什么原因导致坐骨神经痛

中医认为，坐骨神经痛属"痹症"范畴。多因风邪客于经络，经气阻塞而发病；或因气滞血凝和外伤导致血瘀；或因肾虚，也有因久病体虚所致。

> **坐骨神经痛的分类**
> 根据病因可分为原发性坐骨神经痛和继发性坐骨神经痛。绝大多数患者是继发性坐骨神经痛；少数系原发性，即坐骨神经炎。

主穴如何选	
主穴	**取穴原则**
坐骨神经	是治疗坐骨神经痛的特效穴
神门、肝	神门是止痛要穴；肝主筋，刺激该穴可以疏肝柔肝、濡养筋经
臀、髋、腰骶椎	可疏通活络、行气止痛

配穴如何选	
配穴	**适用人群**
跟、趾	足底痛或麻木者

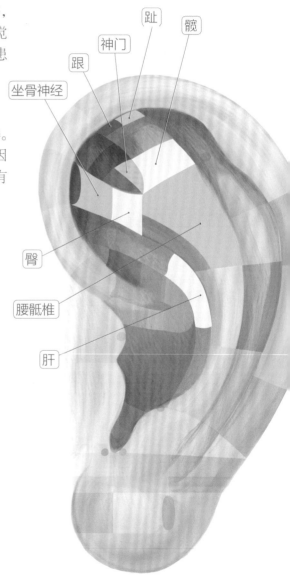

耳穴操作方法

耳穴压丸法

先在坐骨神经穴区寻找敏感点，耳郭常规消毒后，对准敏感点压丸，采用对压强刺激手法，可达到疼痛即刻减轻的效果，然后再贴压神门、肝、臀等穴。用王不留行子或磁珠贴压，每次贴压一侧耳穴，隔日换另一侧贴压，两耳交替，10次为1个疗程，每天自行按压耳穴3~5次。

耳尖放血法

取双侧耳尖，耳尖常规消毒后，一次性采血针点刺，挤出血液5~10滴，常规消毒后用干棉球稍加压迫即可，3天1次。

耳穴疗法注意事项

● 一般原发性坐骨神经痛通过耳穴疗法，可达到治疗目的；继发性坐骨神经痛则需先治疗原发病，再施以耳穴疗法。

● 耳穴治疗前应先按摩耳郭，待耳郭局部充血，再予以耳尖放血及耳穴贴压。

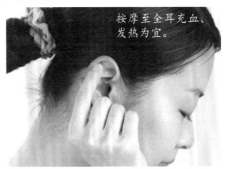

按摩至全耳充血、发热为宜。

老中医有话说

缓解疼痛小妙招

1. 适当蜷腿，可以舒缓神经。

2. 减少或者避免久坐，对于腰椎间盘突出压迫神经导致的坐骨神经痛，会有一定帮助。

恢复期应注意休息，防止受风、受凉

1. 疼痛急性发作期应卧床休息，床垫不宜太软，躺卧时应选择舒适的体位。

2. 尽量减少患肢活动，以减少病变组织张力及反应性水肿，其余肢体可适当活动，坐位或站立时可佩戴护腰带。

3. 不建议长期卧床休息，避免因长期卧床诱发相关并发症。

4. 注意劳逸结合，生活规律，适当参加各种体育运动。

5. 运动后注意保护腰部和患肢，及时更换汗湿内衣，不宜立即洗澡，以防受风、受凉。

6. 每日睡前用热毛巾或热盐袋敷腰部或臀部，温度不可太高，以舒适为宜。

山栀根煲猪肉，清热泻火、凉血止痛

将10~15克山栀根洗净，切成小段，与60克猪瘦肉一起放入锅中，加适量清水，煲汤，熟后调味即可，饮汤吃肉。

皮肤病

荨麻疹

　　荨麻疹指因各种因素致使皮肤黏膜血管发生暂时性炎性充血及液体渗出，从而造成局部水肿性损害的病症。该病是由各种过敏性刺激引起的，与某些药品、食品、昆虫、寄生虫或病灶感染及动植物因素、物理因素、某些全身性疾病等有关。

荨麻疹有哪些症状

　　荨麻疹主要表现为皮肤反复出现风疹团，发作时瘙痒，褪后不留痕迹，可伴有发热、腹痛、腹泻或其他全身症状。

什么原因导致荨麻疹

　　中医称荨麻疹为"风疹块""瘾疹""赤白游风"等。该病多因饮食不节，如过度饮酒、过食肥甘厚味，损伤脾胃，而致运化失常，湿热内积；或身体素弱，卫外不固；或阴血不足，肤失濡养，风寒湿热侵入皮肤腠理而致。

主穴如何选	
主穴	**取穴原则**
肺、心	可清心、肺之热
内分泌、肾上腺	有抗过敏、抗感染的作用
风溪	可祛风止痒，是治疗过敏反应、荨麻疹的经验穴
耳尖	放血可祛风、清热、止痒

配穴如何选	
配穴	**适用人群**
耳背沟	急性发病且病情严重者
胃、脾、大肠、小肠	胃肠道症状者

荨麻疹的分类

可分为皮肤型荨麻疹及胃肠型荨麻疹。前者表现为皮肤突然出现大小不等、形态不同的风疹，呈红色，奇痒；后者则伴有腹痛、腹泻、恶心等症状。

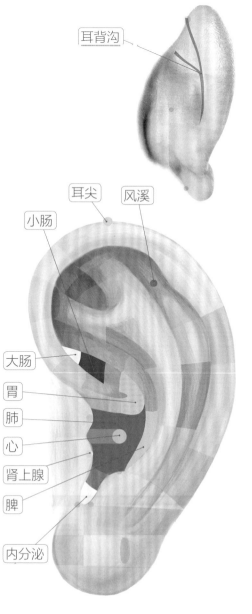

耳背沟

耳尖　风溪

小肠

大肠

胃

肺

心

肾上腺

脾

内分泌

耳穴操作方法

耳穴压丸法

取主穴3~4个，并随症选取配穴，用王不留行子或磁珠贴压，手法以对压或直压法为主，予以较强刺激。可双侧同取或两耳交替，3天换1次，5次为1个疗程，每个疗程间隔1~2天。

耳穴毫针法

取主穴3~4个，并随症选取配穴，一般采用坐位进针，初诊者或病重体弱者精神紧张、怕痛、怕针，可选用卧位进针。常规消毒后，一般每穴直刺3~5毫米，留针20~30分钟。两耳交替，每天1次。

耳尖放血法

按摩耳郭使之充血、发热，对耳郭皮肤及三棱针或一次性采血针常规消毒后，持三棱针或一次性采血针点刺耳尖，放血5~10滴后，用消毒后的干棉球按压。每天或隔天1次，每次取一侧耳穴，两耳交替，直至痊愈。

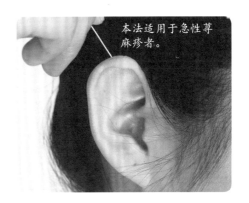

本法适用于急性荨麻疹者。

老中医有话说

避免强烈抓瘙痒处，少接触致敏原

1.皮肤瘙痒时，不能去抓或挠，但可以对瘙痒部位进行冷敷，帮助止痒。

2.保持居室清洁，少接触致敏物品。

3.注意多休息，避免过度疲劳；多运动，提高抵抗力。

养成良好的饮食习惯

1.饮食宜清淡，避免接触或进食易致敏食物，多吃新鲜蔬菜、水果，戒烟、戒酒。

2.由于各种食品添加剂是诱发荨麻疹的因素之一，因此还需尽量少食用含多种食品添加剂的食物。

冬瓜菊芍茶，缓解瘙痒有疗效

将冬瓜皮20克、黄菊花15克、赤芍12克放入锅内，加适量清水煎煮，取汁，调入适量蜂蜜，代茶饮，可祛风清热。

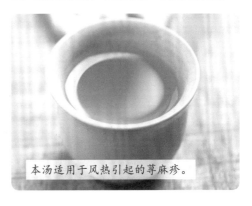

本汤适用于风热引起的荨麻疹。

湿疹

　　湿疹是由多种内外因素引起的，具有明显渗出倾向的皮肤炎症反应，也属于过敏反应。该病可能与气候、自然环境变化，生活中大量使用化学制品，精神紧张、压力过大，饮食结构改变等有关。

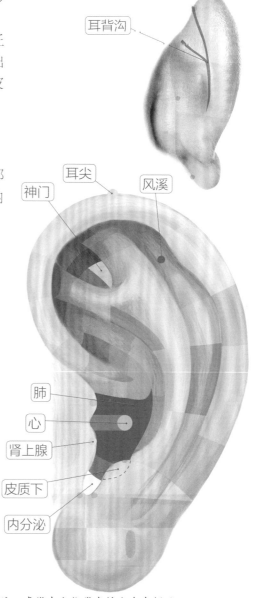

> **湿疹的分类**
> 一般按皮损表现可分为急性湿疹、亚急性湿疹、慢性湿疹。根据皮损累及的范围，分为局限性湿疹和泛发性湿疹。

湿疹有哪些症状

　　湿疹主要表现为自觉剧烈瘙痒，皮损多形性，红斑、丘疹、丘疱疹或水疱密集成片，易渗出，边缘不清，周围分散有小丘疹、丘疱疹，常伴糜烂、结疤，如继发感染，可出现脓疱或脓痂。反复发作成慢性湿疹后，皮肤浸润肥厚，表面粗糙，伴有灼热、瘙痒。

什么原因导致湿疹

　　中医学认为，湿疹多为脾失健运，湿邪内阻，蕴湿生热，复感风、湿、热、邪，内外相搏，充于肌肤，浸淫皮肤而发病。

主穴如何选	
主穴	**取穴原则**
肺、心	可清心、肺之热
肾上腺、内分泌	有抗过敏、抗感染的作用
风溪	可祛风止痒
耳尖、神门	耳尖放血可祛风、清热、止痒；神门可镇静安神

配穴如何选	
配穴	**适用人群**
耳背沟	急性发病且病情严重者
皮质下	瘙痒剧烈者

注：虚线内穴位代表该穴在内侧面。

耳穴操作方法

耳穴放血法

1.取双侧耳尖，常规消毒，一次性采血针点刺，挤出血液5~10滴，用消毒后的干棉球稍加按压，2~3天1次。

2.取主穴2~3个，随症选取配穴，对所选耳穴进行点刺，挤出血液10~20滴，用干棉球稍加压迫。每次取一侧耳穴，双耳交替，急性期每天1次。

耳穴毫针法

取主穴4~5个，随症选取配穴，每次取一侧耳穴，左右耳交替，常规消毒后，采用卧位进针。每穴直刺3~5毫米，留针20~30分钟。

耳穴压丸法

取主穴4~5个，随症选取配穴，用王不留行子或磁珠贴压，按压手法以对压或直压法为主，宜施较强刺激。

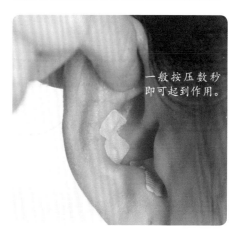

一般按压数秒即可起到作用。

老中医有话说

患病后不可忽视生活调理，以免加重病情

1.洗澡时要保证浴盆清洁卫生，急性期不宜用过热的水洗澡，不可无度搔抓，否则易引起感染。

2.内衣宜选用柔软、舒适的棉质品。

3.饮食宜清淡，多吃水果、蔬菜，避免饮用浓茶、咖啡、酒，避免食用辛辣刺激性食物及鱼、虾等易引起过敏的食物。

4.消除精神紧张因素，避免过度疲劳，注意休息。

5.尽可能找到病因，隔绝致敏原，避免湿疹再次发作。

6.多喝水，保持大小便通畅。

7.避免居住在阴暗、潮湿的环境中，注意通风。

薏米绿豆粥，清热利湿

将50克薏米、50克绿豆放入锅中，加入适量清水，熬煮成粥，可清热利湿，适用于急性湿疹者。

可加适量冰糖或蜂蜜进行调味。

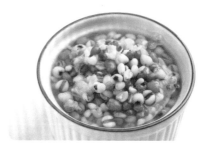

带状疱疹

带状疱疹是由水痘—带状疱疹病毒引起的，以沿单侧周围神经分布的簇集性小水疱为特征的病症。带状疱疹多发生于机体抵抗力弱或免疫功能降低的人，如感冒时期容易患带状疱疹。

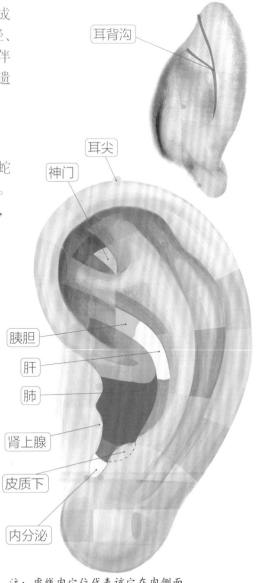

带状疱疹的并发症
带状疱疹发生后会导致一些部位发生并发症，比如并发细菌感染、角膜炎、角膜溃疡、结膜炎、病毒性脑膜炎等。

带状疱疹有哪些症状

患者在发病前常有轻度发热、疲倦乏力、食欲缺乏、全身不适等症状，亦可直接出现皮疹；皮疹多沿某一周围神经分布，排列成带状，出现于身体的一侧，好发于肋间神经、颈神经、三叉神经及腰神经分布区域，常伴有神经痛。有些患者在皮疹完全消退后仍遗留神经痛。

什么原因导致带状疱疹

带状疱疹属于中医学的"缠腰火丹""蛇丹""蛇串疮"等范畴，俗称"蜘蛛疮"。多因肝胆火盛，湿热内蕴；或感受时邪后，湿热相搏于皮肤而发病。

主穴如何选	
主穴	**取穴原则**
发病部位	可以活血通络、清热止痛
内分泌、肾上腺	可抗感染，促进毒性物质排出
肝、肺、胰胆	可以退表热、泻肝胆、利湿止痛
耳尖	放血可祛风、清热、止痒

配穴如何选	
配穴	**适用人群**
耳背沟	急性发病且病情严重者
神门、皮质下	疼痛剧烈者

注：虚线内穴位代表该穴在内侧面。

耳穴操作方法

耳穴压丸法

取所有主穴，随症选取相应配穴，用王不留行子或磁珠贴压，按压手法以对压或直压法为主，宜进行较强刺激。急性期（1周内）双侧同取，缓解期（2周到3个月）和后遗症期（3个月后）两耳交替。3天换1次，5次为1个疗程，每个疗程间隔1~2天。

耳穴毫针法

取所有主穴，随症选取配穴，常规消毒后，卧位进针，每次取一侧耳穴，左右耳交替。每穴直刺3~5毫米，留针20~30分钟。

耳穴放血法

取所有主穴，随症选取配穴，对所选耳穴进行点刺，挤出血液5~10滴，常规消毒后用干棉球稍加压迫即可。一般每天1次，疼痛症状严重者可每天2次。

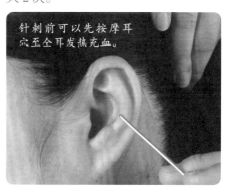

针刺前可以先按摩耳穴至全耳发热充血。

老中医有话说

注意患病后的护理

1. 尽可能保持皮肤清洁干燥，有助于降低带状疱疹患者感染细菌的风险。

2. 尽量穿宽松的衣服，以减少摩擦和水疱破裂的风险。如果水疱有渗液，要及时清洁。

3. 使用炉甘石洗剂冲洗患处，有缓解瘙痒的效果。

4. 紫外线、红外线等局部照射，可以促进水疱干涸和结痂。

经典外敷方，有效缓解不适

黄连、黄柏、黄芩、雄黄各10克，水煎，以纱布蘸取药汁，敷于患处，每天30分钟。

带状疱疹患者注意事项

1. 不要过分紧张。患病后皮肤上可能会出现大疱、血疱，甚至糜烂，但是如果治疗得当，10天左右即可痊愈，治愈后一般不会复发。

2. 患病期间多休息，饮食宜清淡易消化，摄入充足的水分。

3. 预防继发细菌感染；不要摩擦患处，避免水疱破裂。

4. 老年重症患者，尤其发生在头面部的带状疱疹，最好住院治疗，以防并发症的发生。

5. 未患过水痘的小儿可能会受到传染，因而患者要注意隔离，以免感染小儿。

神经性皮炎

神经性皮炎是一种常见的皮肤病，多发于30~50岁的成年人，女性多于男性，儿童少见。其专业名称应为慢性单纯性苔藓，但因其发病与精神神经因素密切相关，故俗称神经性皮炎。

神经性皮炎有哪些症状

神经性皮炎临床主要表现为眼周、颈后、肘、膝、尾骶等处出现皮损，初起为正常皮色或淡红色扁平丘疹，呈圆形或多角形，密集成片，边缘清楚，日久局部皮肤增厚，干燥粗糙，纹理加深，形成苔藓样表面，伴有少许鳞屑。患者可自觉阵发性剧烈瘙痒，夜间加重。

什么原因导致神经性皮炎

神经性皮炎属中医学"牛皮癣""摄领疮"的范畴，因发病后皮肤肥厚粗糙，状如牛皮，厚且坚而得名。多因七情内伤、郁而化火；或嗜食辛甘厚味、湿热内蕴，火热之邪伏于营卫，导致血热生风、津伤血虚而发病。

神经性皮炎的分类

一般分为局限性神经性皮炎和播散性神经性皮炎。前者好发于颈部；后者皮疹分布广泛，可累及眼皮、头皮、躯干等部位。

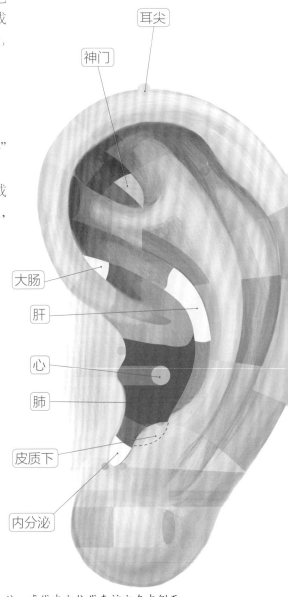

注：虚线内穴位代表该穴在内侧面。

主穴如何选

主穴	取穴原则
发病部位	刺激可镇静止痒，促使皮损改善
皮质下、内分泌	皮质下可使精神状态稳定，皮损得以恢复；内分泌可抗过敏、祛风止痒
肝、肺、心	可祛风、解郁、润燥、宁神，加强镇静止痒之效
神门、耳尖	神门可镇静安神；耳尖放血可祛风清热、镇静止痒

配穴如何选

配穴	适用人群
大肠	发热、恶风甚者

耳穴操作方法

耳穴压丸法

取所有主穴，随症选取配穴，用工不留行子或磁珠贴压，按压手法可用直压或对压法，采用强刺激，单侧取穴，两耳交替。3天换1次，10次为1个疗程，每个疗程间隔3~5天。

耳穴毫针法

取所有主穴，随症选取配穴，常规消毒后，卧位进针。每穴一般直刺3~5毫米，留针20~30分钟。

耳穴放血法

取主穴2~3个，随症选取配穴，常规消毒后，对所选耳穴进行点刺，挤出血液5~10滴，常规消毒后用干棉球稍加压迫即可。3天1次，瘙痒症状严重者可每天2次。

耳穴疗法注意事项

● 在相应部位点刺放血后，宜在耳郭背面相应部位对应区贴压，以加强刺激，促使皮损好转、愈合。

● 若皮损严重，影响睡眠者，可加神经衰弱区、神经衰弱点进行刺激，以镇静安眠，使大脑皮层得以调节，减少对皮损的过多刺激。

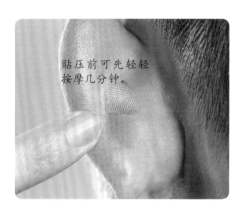

贴压前可先轻轻按摩几分钟。

老中医有话说

减少患处接触，规律生活，清淡饮食

1. 患者要保持乐观的心态，特别要注意避免情绪紧张、焦虑、激动。生活要有规律，注意劳逸结合。

2. 避免用大力搔抓、摩擦及热水烫洗等方法来止痒。

3. 忌食辛辣刺激性食物，保持大便通畅，积极治疗胃肠道病变。

4. 瘙痒剧烈时可用手指轻轻拍打皮肤或用棉签点按皮肤。

5. 在皮损处可用凉爽的敷料湿敷，以润湿皮肤，减缓瘙痒。

6. 用温水洗澡，不要用太烫的水，洗完后擦干皮肤，使用温和的润肤霜涂抹皮肤。

7. 穿宽松的棉质衣服。

选择合适的药物，可有效缓解不适

1. 局部瘙痒可选糖皮质激素软膏、霜剂或溶液涂抹患处以止痒。

2. 全身痒的患者可依靠口服抗组胺类抗过敏药进行控制。

3. 涂抹药膏或口服药物之前均应咨询专业医生，遵医嘱用药。

皮肤瘙痒症

皮肤瘙痒症是皮肤无原发性损害，仅以皮肤瘙痒为主的神经功能障碍性疾病。饮酒之后、情绪变化、被褥过于温暖等，都可诱使瘙痒发作或使其加重。该病好发于下肢，病程较长，常在冬季发病，春季好转。

皮肤瘙痒症有哪些症状

全身性皮肤瘙痒症多见于成人，瘙痒常从一处开始，逐渐扩展到全身。常为阵发性，尤以夜间为重，严重者呈持续性瘙痒伴阵发性加剧。多数患者入睡时瘙痒更甚，由于过度搔抓，皮肤可见搔抓痕、血痂等变化；久而久之可引起色素沉着，皮肤粗糙，呈苔藓样改变，有的甚至出现继发感染。局限性皮肤瘙痒症多见于肛门、阴囊、阴部。

什么原因导致皮肤瘙痒症

皮肤瘙痒症属中医学"风痒""血风疮"范畴。多因肝肾阴虚，血虚风燥，肌肤失养所致；或因风湿蕴于肌肤不得疏泄而发病。

皮肤瘙痒症的分类

一般有全身性皮肤瘙痒症和局限性皮肤瘙痒症之分。前者有老年性瘙痒症、冬季瘙痒症、夏季瘙痒症；后者有肛门瘙痒症、阴囊瘙痒症等。

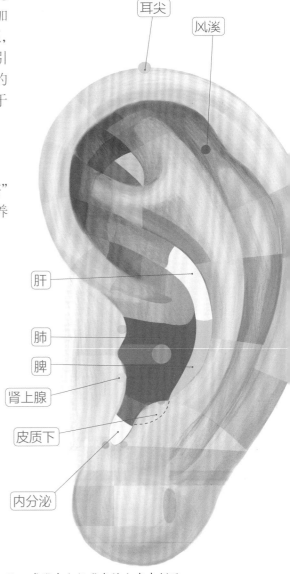

耳穴如何选	
耳穴	**取穴原则**
发病部位	点刺放血可镇静、止痒、活血、祛湿、通络
肺、肝、脾	刺激肺、肝、脾三穴可以祛风利湿、养血息风、润肤止痒
内分泌、肾上腺、皮质下	调节内分泌、抗过敏、抗感染
风溪	可祛风止痒，是治疗过敏反应的经验穴
耳尖	镇静、止痒、抗过敏

注：虚线内穴位代表该穴在内侧面。

耳穴操作方法

耳穴压丸法

取耳穴4~5个，用王不留行子或磁珠贴压，按压手法可用直压或对压法，采用强刺激，单侧取穴，两耳交替。3天换1次，10次为1个疗程，每个疗程间隔3~5天。

耳穴毫针法

取耳穴4~5个，常规消毒后，卧位进针。每穴直刺3~5毫米，留针20~30分钟，每天1次。

耳穴放血法

取耳穴4~5个，用一次性采血针对所选耳穴进行点刺，挤出血液5~10滴，常规消毒后用干棉球稍加压迫即可，2~3天1次。

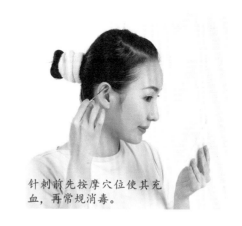

针刺前先按摩穴位使其充血，再常规消毒。

老中医有话说

皮肤瘙痒症应遵循以下治疗原则

1. 针对原发病引发的瘙痒症，应先治疗原发病。

2. 避免接触诱发皮肤瘙痒的因素。

3. 使用刺激性较小的药物，以保湿、滋润、止痒为原则。

4. 此病易反复，需要连续治疗2~3个疗程，以巩固疗效。

减少对皮肤的刺激，注意饮食，缓解压力

1. 避免过多搔抓、摩擦、烫洗瘙痒处，以防皮肤破损，引起感染。

2. 避免用碱性较强的肥皂或沐浴露洗浴，应用pH值较低的洗浴用品，可以减少刺激和瘙痒感。

3. 内衣要穿柔软、宽松的棉织品或丝织品，不宜穿毛织品，并且要及时更换、清洗，以减少对皮肤的摩擦。

4. 饮食宜清淡、富有营养，忌食辛辣刺激性食物，忌咖啡、浓茶等，少食鱼虾、羊肉等发物，忌烟酒。

5. 宜缓解压力、放松精神，可以选择瑜伽、户外活动、看书等方式转移注意力。

白癜风

黑色素是一种决定皮肤颜色的重要的皮肤内色素。白癜风是一种由于皮肤黑色素被破坏，导致皮肤因黑色素缺乏而出现白斑的疾病，可发生于人体的各个部位。该病主要影响患者的容貌和生活质量。

白癜风有哪些症状

白癜风临床表现为局限性或泛发性皮肤黏膜色素脱失，病损处常为乳白色，也可为浅粉色，表面光滑、无皮疹。白斑边界清楚，边缘色素较正常皮肤增加，白斑内毛发正常或变白。病变好发于受阳光照射及摩擦损伤部位，病损多对称分布。除皮肤损害外，口唇、阴唇、龟头及包皮内侧黏膜也常出现。一般无感，少数患者在发病前患处有局部瘙痒感。

什么原因导致白癜风

中医将白癜风又称为"白驳风"。多因风邪内袭，气机运行不畅，气滞血瘀，血瘀则脏腑功能失调所致；加之风邪炽盛，易生寒邪，寒凝血脉，皮肤失荣、失养而发病。

白癜风的分型

可分为局限型白癜风、散在型白癜风和泛发型白癜风。局限型白癜风是白斑在一处或多处，但局限在一个区域；散在型白癜风是白斑广泛且分散分布；泛发型白癜风是身体全部或几乎全部色素脱失。

耳穴如何选	
耳穴	**取穴原则**
发病部位	相应部位取穴刺激，可以活血通络，改善肌肤供养情况，调整色素代谢
脾、肺、肝、肾、心	可以滋阴补肾、疏肝理气、调和气血
肾上腺、内分泌	调节内分泌功能以及黑色素代谢

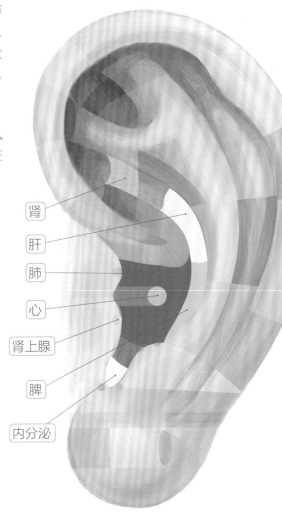

肾
肝
肺
心
肾上腺
脾
内分泌

耳穴操作方法

耳穴压丸法

取耳穴4~5个，用王不留行子或磁珠贴压，按压手法可用直压或对压法，采用强刺激，单侧取穴，两耳交替。3天换1次，10次为1个疗程，每个疗程间隔3~5天。

耳穴毫针法

取耳穴4~5个，常规消毒后，卧位进针，每穴直刺3~5毫米，留针20~30分钟，每天1次。

耳穴放血法

取耳穴2~3个，常规消毒后，对所选耳穴进行点刺，挤出血液5~10滴，常规消毒后，用干棉球稍加压迫即可。3天1次，瘙痒症状严重者可每天2次。

耳穴疗法注意事项

● 耳穴疗法，对病程短、皮损面积小、病损正在进展中的白癜风治疗效果明显，可控制病损进程。

● 在治疗过程中，可配合外用药20%补骨脂酊涂擦，刺激黑色素恢复，促进黑色素细胞的生长。

补骨脂酊能调和气血、活血通络、润肤止痒、祛白斑。

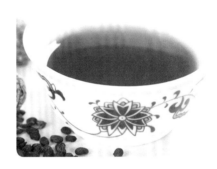

老中医有话说

多注意饮食、穿着、情绪等方面的调整

1. 应避免阳光暴晒，否则会增加皮肤晒伤的风险，外出尽量涂抹防晒霜。

2. 加强体育锻炼，提高机体抵抗力。

3. 保持情绪稳定，培养乐观向上的生活态度。

4. 平时宜穿宽松的棉质品衣服，化纤类和毛织品衣服不要贴身穿，避免刺激皮肤。

5. 平时多吃一些矿物质含量丰富的食物，忌食过酸、辛辣食物，戒烟酒。

选用补益肝肾、行气活血的药膳

1. **桑仁杞枣粥**：桑仁30克，花生仁、枸杞子各10克，红枣5枚，粳米50克，红糖适量。将粳米淘净，与诸药同煮为粥，待熟时调入红糖，再煮一二沸，服食，每天1剂。此粥可滋补肝肾、养阴益血。

2. **黑芝麻粥**：黑芝麻10克，粳米50克。将黑芝麻炒香。粳米洗净煮粥，待熟时调入黑芝麻，再煮一二沸，服食，每天1剂。此粥可补肝肾、润五脏、益精血。

黄褐斑

黄褐斑是一种以面部出现黄褐色斑片为特征的皮肤病，为面部的黄褐色色素沉着，由于形状类似蝴蝶，故又称"蝴蝶斑"。本病多发于青壮年，以女性多见。

黄褐斑有哪些症状

黄褐斑临床表现为面部出现黄褐色或深褐色斑片，常对称分布于颧颊部，也可累及眶周、前额、上唇和鼻部，边缘一般较明显；无主观症状和全身不适。色斑深浅与季节、日晒、内分泌因素有关，精神紧张、熬夜、劳累会加重皮损。

什么原因导致黄褐斑

黄褐斑属于中医学"黧黑斑"的范畴。多因情志失调，肝气郁结；或劳倦、房事过度，致使肾精亏虚，虚火上炎，气血不能荣华于面而发病。

主穴如何选

主穴	取穴原则
发病部位，如面颊	相应部位点刺放血，可以活血通络、祛除斑瘀
肝、肾、肺、脾	可补肾益精、疏肝解郁、活血祛瘀
肾上腺、内分泌	可调节内分泌功能，减少黑色素分泌，调节肌肤营养供应，促使色斑消退

配穴如何选

配穴	适用人群
内生殖器	月经不调或在经期加重者
耳尖	气血郁滞者

黄褐斑的分型
根据分布部位可分为面中部型黄褐斑、颧骨型黄褐斑和下颌型黄褐斑，其中前两者占大多数。

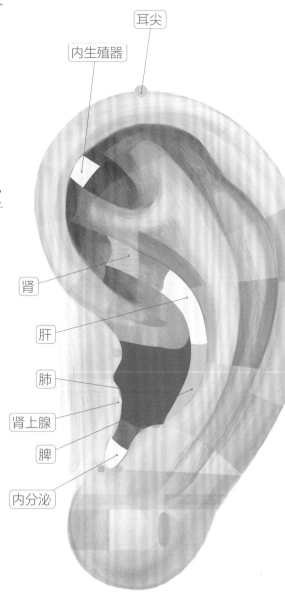

耳尖
内生殖器
肾
肝
肺
肾上腺
脾
内分泌

耳穴操作方法

耳穴压丸法

取所有主穴，并随症选取配穴，采用王不留行子或磁珠贴压，以对压法或直压法按压。每次取1侧耳穴，双耳交替，3天换1次，10次为1个疗程，每个疗程间休息3~5天。

耳穴毫针法

取主穴3~4个，并随症选取配穴，每次取一侧耳穴，左右耳交替，常规消毒后，采用卧位进针。每穴直刺3~5毫米，留针20~30分钟。

耳穴按摩法

取所有主穴及相应配穴，进行点按，每次按压间隔约0.5秒，反复持续点压，以产生轻度痛胀感为宜。每次每穴点压20~30下，每天点压3~5次。

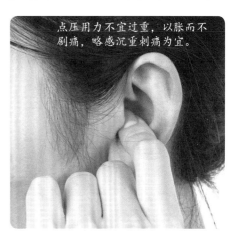

点压用力不宜过重，以胀而不剧痛，略感沉重刺痛为宜。

老中医有话说

注重防晒

1.黄褐斑常在夏天日晒后加重，因此患者在治疗过程中应避免暴晒和阳光直晒。
2.防晒是治疗黄褐斑的基础，不仅外出要抹防晒霜，遮阳伞、防晒帽、墨镜也需配合使用，务必做到全方位防晒。

羊奶鸡蛋羹，补益五脏、祛斑美肤

将50克冰糖放入清水中煮化，倒入250毫升羊奶煮沸，打入2个鸡蛋，搅匀煮沸，即可食用。适用于面部灰暗、黄褐斑、雀斑者。

不乱用祛斑产品，防止辐射

1.避免各种电离辐射,如显示屏、荧光灯、紫外线照射仪等。
2.禁用含有激素、铅、汞等有害物质的祛斑产品。

养成良好的饮食习惯，保证睡眠

1.多喝水，多吃蔬菜和水果，如西红柿、黄瓜、草莓、桃等,避免食用刺激性食物。
2.注意休息，保证充足睡眠，保持良好的情绪。

痤疮

痤疮又称"青春痘""粉刺"，是一种慢性炎症性皮肤病，好发于青少年，对其心理和社交影响较大，但青春期后往往能自然减轻或痊愈。

痤疮的分类

一般可分为丘疹性痤疮、脓疱性痤疮、囊性痤疮、瘢痕性痤疮和聚合性痤疮五种。

痤疮有哪些症状

痤疮多发于颜面、胸背，可形成黑头粉刺、丘疹、脓疱、结节、囊肿等，常伴有皮质溢出。痤疮的非炎症性皮损表现为开放性和闭合性粉刺。粉刺进一步发展会出现各种炎症性皮损，表现为炎性丘疹、脓疱、结节和囊肿。炎症性皮损消退后常常遗留色素沉着、持久性红斑、凹陷性或肥厚性瘢痕等。

什么原因导致痤疮

痤疮属于中医学"面疮""酒刺""暗疮"的范畴。多因肺经风热，熏蒸于肌肤；或过食油腻、辛辣之品，脾胃蕴积湿热，外犯肌肤；或冲任不调，肌肤疏泄功能失畅而发病。

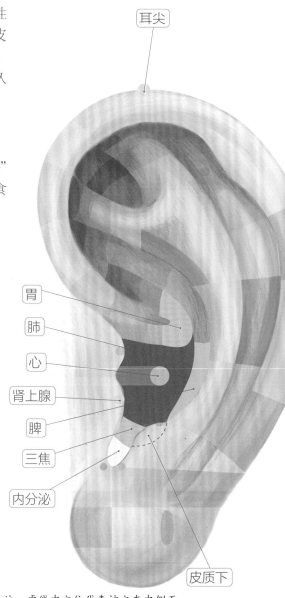

主穴如何选	
主穴	**取穴原则**
发病部位、耳尖	点刺放血可清热泻火
脾、肺	可以宣通肺气，清脾胃湿热
内分泌、肾上腺、皮质下	可调节内分泌功能，抗感染

配穴如何选	
配穴	**适用人群**
心	痒甚者
胃	口臭者
三焦	面部红肿者

注：虚线内穴位代表该穴在内侧面。

耳穴操作方法

耳穴压丸法

取主穴2~3个，随症选取配穴，用王不留行子或磁珠贴压，按压手法以对压法或直压法为主，宜用较强刺激，可双侧同取或两耳交替。3天换1次，5次为1个疗程，每个疗程间隔3~5天。

耳穴放血法

取主穴2~3个，随症选取配穴1~2个，常规消毒后对所选耳穴进行点刺，挤出血液5~10滴，用干棉球稍加压迫即可。每次取一侧耳穴，左右耳交替，2~3天换1次。

耳穴疗法注意事项

● 在相应部位点刺放血后，宜在耳郭后面相应部位对应区贴压，以加强疗效。

● 用耳穴疗法治疗痤疮要遵照"治外必本诸内"法则，以泄热凉血、清热解毒为主。

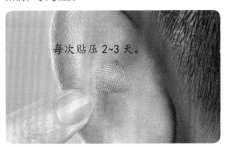

每次贴压2~3天。

老中医有话说

痤疮处应特殊护理，以免加重

1. 每日用温水洗患处1~2次，清洁皮肤，忌用手挤压痘痘或搔抓皮损处，改正摸脸及用手托腮的习惯。

2. 忌用油脂类、粉类化妆品和含有糖皮质激素的软膏及霜剂。

3. 注意枕巾、枕套的清洁卫生。

4. 化妆者每天都需卸妆，宜选用温和不刺激的卸妆产品。

保持规律的生活和运动，多喝水，放松精神

1. 患者生活起居不规律或熬夜易使痤疮恶化，所以要早睡，保障充足睡眠，作息正常。

2. 避免焦虑、烦躁情绪，保持心情愉快。

3. 饮食宜清淡，多喝水，多吃蔬菜、水果，少吃脂肪、糖类和辛辣刺激性食物，戒烟酒。

4. 调理内分泌，使身体激素恢复正常状态；进行规律的运动，以起到排毒祛湿作用。

选择清热解毒、除痘祛斑的药膳进行调理

1. **玫瑰海带绿豆汤**：玫瑰花6克，泡发海带、绿豆各15克，甜杏仁9克。加水同煮至绿豆熟烂，即可食用。

2. **绿豆薏米山楂汤**：绿豆、薏米各30克，山楂10克。加适量清水泡30分钟后煮开，煮沸5分钟后停火，不要揭盖，闷15分钟即可食用。

近视

近视是屈光不正的一种。眼睛在放松状态下，平行光线进入眼内，其聚焦在视网膜之前，导致视网膜上不能形成清晰像，称为近视眼。近视也称短视，因为只能看近，不能看远。

近视有哪些症状

近视的典型症状包括视力疲劳、眼位异常、远视力下降三种。视力疲劳多见于低度近视；眼位异常是因为近视眼多为调节不足，其集合作用相应减弱，易发生外隐斜或外斜视；远视力下降主要是指看不清远处。

什么原因导致近视

近视属于中医"能近怯远症""瞳神紧小症"的范畴。现代医学认为，发生近视，多因学习、工作环境昏暗，书写、阅读体位不正，目标与眼睛的距离不适中和持续近距离使用眼睛所致。

近视的分类

按照眼睛调节作用的影响可分为假性近视、真性近视、混合性近视。青少年在学习任务繁重和身体发育过程中出现的近视，多为混合性近视状态。

主穴如何选	
主穴	**取穴原则**
眼、屏间前、屏间后	相应部位取穴，有调理眼部气血、明目的功效
肝、肾、心	可补肝肾、益精血、清脑明目
耳尖	耳尖放血有清脑明目的作用

配穴如何选	
配穴	**适用人群**
胰胆	有斜视者

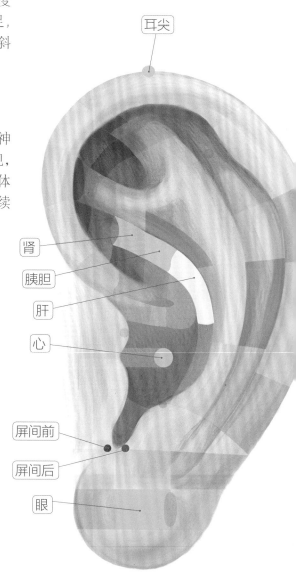

耳穴操作方法

耳穴压丸法

取所有主穴，随症选取配穴，用王不留行子或磁珠贴压，每次取一侧耳穴，双耳交替。3~5天换1次，10次为1个疗程，每个疗程间休息5天。

全耳按摩法

取所有主穴，随症选取配穴，垂直点按，每穴点按20秒，依次进行。然后双手掌摩擦发热，五指并拢，横放于两耳上，指尖向后，双手紧压两耳，向耳后推摩，至手掌离开耳轮。然后再向前拉摩，此时耳郭则被翻向前方，双手摩擦耳背，至手指离开耳轮。如此一推一拉，往返按摩耳前与耳背，进行全耳按摩，直至全耳发热。一推一拉为1次，按摩20~30次。

耳穴疗法注意事项

● 用耳穴疗法治疗假性近视疗效较好，1~2次治疗即可明显见效。

● 年龄越小，疗效越好。

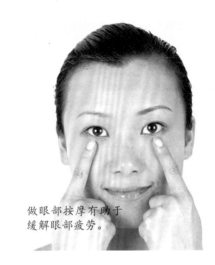

做眼部按摩有助于缓解眼部疲劳。

老中医有话说

充分休息，控制用眼时间

1. 平时读书、写字要端正姿势，眼与书本的距离保持在30~35厘米为宜。

2. 学习、工作中照明光线要合适，防止过明、过暗伤眼睛，避免躺着、趴着或走路、乘车时看书。

3. 坚持做眼保健操，并经常进行远眺，每天远眺3~4次，每次5~10分钟。

4. 看电视、用电脑时间不宜太长。

5. 多吃富含维生素A的食物，如羊肝、猪肝、鸡蛋、牛奶、胡萝卜等。

6. 多参加户外活动，每天应保持2小时以上或每周10小时以上户外活动。

7. 保障充足的睡眠，让眼睛得以休息。

科学佩戴眼镜，注意眼部卫生

1. 选择正规配镜机构，科学配镜，矫正视力，防止恶化。

2. 定期进行眼科检查，早发现早治疗。

3. 保持眼部卫生，不随意揉眼，避免用眼过度。

4. 戒烟限酒，健康的生活方式有利于保护视网膜及眼底。

枸杞鲫鱼汤，补肝肾，缓解视力减退

将鲫鱼1条洗净，去内脏，与10克枸杞子一起放入锅内，加适量清水煮，待汤成，加盐调味即可，吃肉饮汤。

青光眼

青光眼是指一组以视神经萎缩、视野缺损和视力下降为共同特征的疾病，是一种较常见的眼病，眼压升高是本病的主要特征。

青光眼有哪些症状

青光眼的临床症状为初期自觉头痛、眼微胀、视力减退，而后头痛剧烈，伴有恶心、呕吐、虹视（注视灯光时周围有彩色圈）、结膜充血、角膜混浊、视力下降，严重者可因眼压升高、眼底神经萎缩而失明。

什么原因导致青光眼

中医学称青光眼为"绿风内障""瞳孔散大"，系肝胆之火上亢或真阴不足，虚火上炎、经气失调所致。

青光眼的分类
包括原发性青光眼、继发性青光眼和先天性青光眼。以原发性青光眼为常见。

主穴如何选	
主穴	**取穴原则**
眼、屏间前、屏间后	具有调理眼部气血、明目的功效
肝、肾	滋阴补肾、清泻肝火
枕、耳尖	枕穴相当于人体的视觉中枢，取之可调节视觉功能；耳尖放血可降压、清热、明目

配穴如何选	
配穴	**适用人群**
胰胆	头目胀痛、性情急躁、易怒者
胃、腹	胸脘满闷、恶心呕吐者
耳背肾	畏寒肢冷者
心	眼部干燥者

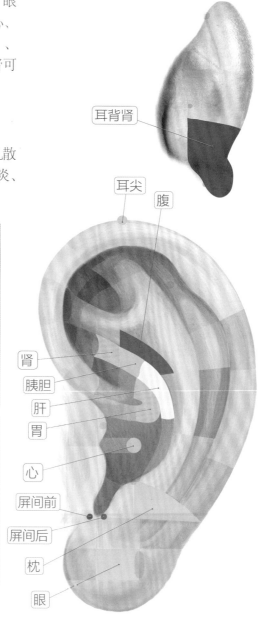

耳背肾

耳尖　腹

肾
胰胆
肝
胃
心
屏间前
屏间后
枕
眼

耳穴操作方法

耳穴压丸法

取所有主穴，并随症选取配穴，用王不留行子或磁珠贴压，每次取一侧耳穴，双耳交替。3~5天换1次，10次为1个疗程，每个疗程间休息5天。按压时需静息闭眼，意念放在两眼部，以耳郭发热和眼部出现酸胀、热等感觉为宜。

耳穴埋针法

取主穴3~4个，随症选取配穴，每次取一侧耳穴，左右耳交替。每天自行按揉3~5次，留针3~5天。

耳穴按摩法

取主穴，并随症选取配穴，垂直点按，每穴点按20秒，依次进行。双手掌摩擦发热，五指并拢，手掌紧压两耳，向耳后推摩，至手掌离开耳轮。耳郭翻向前方，双手摩擦耳背，直至发热。

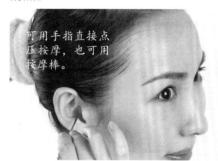

可用手指直接点压按摩，也可用按摩棒。

老中医有话说

患病后要遵医嘱用药，定期复查

1. 由青光眼导致的失明无法逆转，因此早发现、早治疗是防止青光眼发展至失明的关键性因素。

2. 及时疏导悲观的情绪，以免情绪波动对眼压产生影响，加重病情。

3. 严格遵照医嘱使用眼药水或其他药物，定时到医院复查眼压、视力，并及时调整药物。

4. 有规律地进行适当强度的眼部锻炼，具体的锻炼计划可以咨询眼科医生。

5. 多吃富含维生素A、维生素C、维生素E的食物，适当补充锌、铜、硒等微量元素。

6. 避免食用辛辣刺激食物，戒烟戒酒，少喝含有咖啡因的饮料。

7. 使用稍高的枕头，使头稍稍抬起，角度大约呈20°，可以降低睡眠时的眼压。

每年定期做眼部检查，积极治疗原发病

1. 定期做眼部检查，全面进行眼部检查可以帮助患者及早发现青光眼，有青光眼遗传家族史者更应该定期做检查。

2. 定期、适当地户外运动可以降低患高压眼的风险。

3. 使用机器工作或进行高速球类运动时需佩戴护目镜，防止眼外伤。

4. 糖尿病、高血压合并眼部疾病患者要积极治疗原发疾病。

鼻炎

鼻炎是鼻腔黏膜和黏膜下组织发生的炎症，是由病毒、细菌等病原体以及某些全身性疾病引起的。鼻炎的主要病理改变是鼻腔黏膜充血、肿胀、渗出、增生、萎缩或坏死等。

> **鼻炎的症状**
> 表现为充血或者水肿，以鼻塞、流清水涕、鼻痒、喉部不适、咳嗽等为主要症状。

鼻炎的分型

鼻炎有急性、慢性和过敏性之分。急性鼻炎是鼻腔黏膜的急性炎症；慢性鼻炎为鼻腔黏膜和黏膜下的慢性炎症，可由急性鼻炎慢性迁延而来；过敏性鼻炎又称"变态反应性鼻炎"，是由多种特异性致敏原引起的鼻黏膜变态反应性疾病。

什么原因导致鼻炎

鼻炎属于中医学"鼻渊""伤风""鼻窒"的范畴。多因外感风寒袭肺，蕴久化热，肺气不宣，邪气上犯清阳或外邪已解，余热未除，酿为痰液，壅于鼻窍；或因肝胆火盛，影响清窍而发病。

主穴如何选	
主穴	**取穴原则**
内鼻、外鼻	直达病灶，能促进炎症消退，提高机体抗病能力
肺	肺开窍于鼻，刺激肺穴可以补益肺气，肺和则鼻窍通利
肾上腺、风溪、内分泌	抗感染、抗过敏、消炎

配穴如何选	
配穴	**适用人群**
咽喉	咽痒、咳嗽者
脾、胃	体质虚弱者
神门	头痛、头昏、失眠者

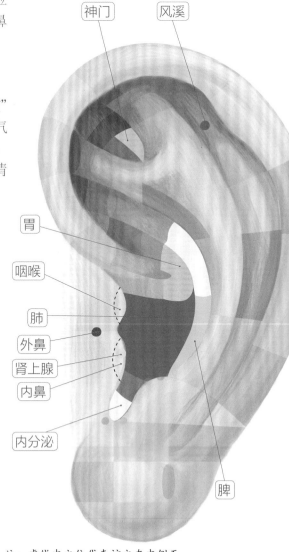

注：虚线内穴位代表该穴在内侧面。

耳穴操作方法

耳穴压丸法

取所有主穴，随症选取2~3个配穴，用磁珠或王不留行子贴压，每次取一侧耳穴，双耳交替。2~3天换1次。发作频繁时贴双侧耳穴，每天换1次。

耳穴毫针法

取主穴3~4个，并随症选取配穴1~2个，每次取一侧耳穴，左右耳交替，常规消毒后，采用卧位进针。每穴直刺3~5毫米，留针20~30分钟。

耳穴埋针法

取主穴3~4个，随症选取配穴1~2个，每次取一侧耳穴，左右耳交替。每天自行按揉3~5次，留针3~5天。

耳穴按摩法

对所选耳穴进行按揉，且双手拇指、食指捏住耳垂，由上而下，边下拉边摩擦，力度由轻至重。每次 3~5 分钟，早晚各 1 次。

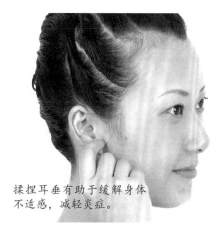

揉捏耳垂有助于缓解身体不适感，减轻炎症。

老中医有话说

清淡饮食，多锻炼，减少对鼻黏膜的刺激

1. 加强身体锻炼，增强免疫力。

2. 饮食宜清淡，不要吃辛辣的食物，慎食鱼、虾等腥味重的食物。

3. 用盐水洗鼻，可以清洁鼻腔，调节鼻腔湿度，促进鼻腔的血液循环。

4. 注意工作、生活环境的空气清洁，避免接触灰尘及化学气体。

5. 减少冷空气对鼻黏膜的刺激，适当时候应戴上口罩。

6. 注意保暖，气候转变时适当增减衣物，避免感冒引发鼻炎。

苏叶葱姜汤、辛夷煮鸡蛋，缓解鼻部不适

1. **辛夷煮鸡蛋：** 辛夷花 15 克，放入砂锅，加清水 2 碗，煎取 1 碗；鸡蛋 2 个，煮熟去壳，刺小孔数个，与药汁同煮片刻，饮汤吃蛋。此汤可以祛风寒、通鼻窍。

2. **苏叶葱姜汤：** 苏叶、葱白、生姜各 10 克，水煎服，可用于治疗慢性鼻炎。

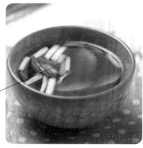

冬季鼻炎发作时饮此汤，有散风祛寒、通利鼻窍的作用。

耳鸣

耳鸣是自觉耳内有声响，是患者在缺乏外部声源的情况下，耳内或颅内似有嗡嗡、嘶鸣等不成形的异常声。这种声音感觉可以是一种或几种，并且持续一定的时间。

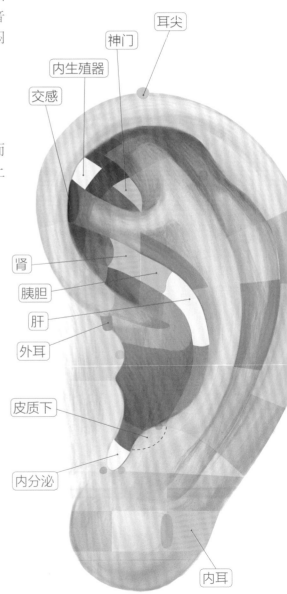

耳鸣的分类

耳鸣有高音耳鸣和低音耳鸣。高音耳鸣似蝉鸣；低音耳鸣是听觉紊乱的现象，耳内似有"轰""嗡"的声音。

耳鸣有哪些症状

耳鸣可以是急性的或者慢性的，也可以是持续的或不规则的，耳鸣患者听到的声音也是各种各样的，如蝉鸣声、嗡嗡声、沉闷声等。

什么原因导致耳鸣

中医亦称本病为耳鸣。分为虚证、实证，虚证者多因肾阴亏损，精气不能上达于耳而致；实证者多因外感邪气，或肝胆火旺，上扰耳窍而致。

主穴如何选	
主穴	**取穴原则**
内耳、外耳	可以疏通耳部经络，促进听力恢复
肾、肝	肾能补肾生髓，脑髓充足则耳鸣自愈；肝能清肝火、开耳窍
神门、耳尖	可以镇静、清脑、明目
皮质下、交感	可调节大脑自主神经功能和皮层功能

配穴如何选	
配穴	**适用人群**
胰胆	实证者
内生殖器、内分泌	虚证者

注：虚线内穴位代表该穴在内侧面。

耳穴操作方法

耳穴压丸法

取所有主穴，随症选取1~2个配穴。先于耳区内探寻敏感点，用王不留行子或磁珠贴压，每次取一侧耳穴，双耳交替。3~5天换1次，10次为1个疗程，每个疗程间休息10天。

耳灸法

取主穴3~4个，随症选取配穴1~2个，每次取一侧耳穴，左右耳交替。将点燃的艾条对准所选的耳穴，以患者感到温热为宜，共计施灸5分钟。隔天1次，10次为1个疗程。

耳穴按摩法

取主穴3~4个，并随症选取配穴，每穴点按20秒，垂直点按，依次进行，按压力度不宜过重，以患者感到舒适、发热为宜。

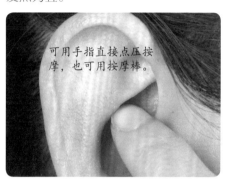

可用手指直接点压按摩，也可用按摩棒。

老中医有话说

刺激听会穴和神阙穴，可开窍通耳

1. **按摩听会穴**：用食指或拇指指腹，轻轻按揉听会穴5分钟。听会穴位于耳屏切迹的前方，张口时有凹陷处即是。

2. **艾灸神阙穴**：用艾条温和灸神阙穴（肚脐），每次10分钟，每月灸3次。

远离噪音，睡眠充足，积极调整负面情绪

1. 远离日常生活中易引起耳鸣或者听力损伤的因素，比如噪音。噪音会损伤人的听力系统，导致短期耳鸣或者永久性的听力损伤。所以应当远离噪音，或者采取适当的防护措施，隔离噪音。

2. 服用某些药物后，出现耳鸣的症状时，要及时与医生沟通咨询。

3. 耳垢过多过厚时，不要自己用棉签处理，应当让医生帮忙清理。

4. 经常监测血压，防止血压过高或者过低。

5. 保证充足的睡眠。睡眠障碍或者睡眠时间不足，均可能诱发耳鸣。失眠和耳鸣还会互为恶性循环，所以应当重视睡眠。

6. 抑郁焦虑的负面情绪，可能会诱发或者加重耳鸣，可寻求心理医生的帮助，抑制负面的情绪。

肉苁蓉炖羊肾，有补肾益精之功效

将1对羊肾与30克肉苁蓉一并放入砂锅内，加入适量清水，炖至羊肾熟烂，加适量盐调味即可。

中耳炎

中耳炎是累及中耳（包括咽鼓管、鼓室、鼓窦及乳突气房）全部或部分结构的炎性病变，绝大多数为非特异性炎症，尤其好发于儿童。

中耳炎有哪些症状

不同类型的中耳炎，症状也不同，化脓性中耳炎的典型症状包括耳痛、听力下降、耳道内流水、流脓，甚至流血等。而分泌性中耳炎多表现为耳痛、耳闷、耳堵、听力下降或耳鸣等。除了以上典型症状，还可伴随发热、头痛等全身症状。对于低龄儿童，由于其不能准确表达耳部不适感受，家长应多注意观察其是否有"揉耳"动作，尤其是2岁以下的婴幼儿。

什么原因导致中耳炎

中耳炎属于中医学"耳闭""耳胀"的范畴。多由外感风热或肝胆火盛，结聚于耳窍，蒸灼耳膜，化腐成脓而致，分为风热上壅型、肝胆湿热型、痰瘀交阻型、脾虚湿滞型、肾阴亏虚型。

主穴如何选	
主穴	**取穴原则**
内耳、外耳	调理局部气血，促使炎症病变消退，提高听力
神门、耳尖	可消炎、镇静、止痛
肾上腺、皮质下	改善耳内微循环，促进疾病好转

配穴如何选	
配穴	**适用人群**
肝、胰胆	肝胆火盛者
肺、三焦	外感风热者

中耳炎的分类

根据中耳炎起病情况及病情程度，该病大致分为三种类型，即急性中耳炎、慢性化脓性中耳炎、分泌性中耳炎。

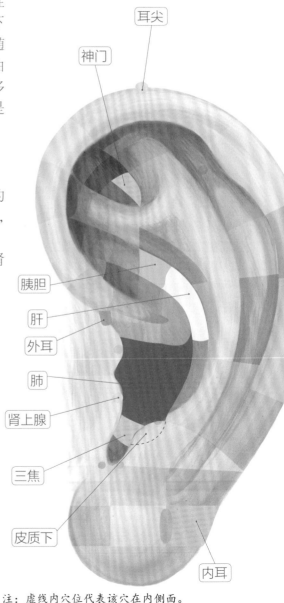

注：虚线内穴位代表该穴在内侧面。

耳穴操作方法

耳穴放血法

1. 取双侧耳尖，常规消毒，用一次性采血针点刺，挤出血液5~10滴，用干棉球稍加压迫，2~3天1次。

2. 取所有主穴，随症选取配穴，常规消毒后，点刺出血，挤出血液5~10滴，用干棉球稍加压迫。每次取一侧耳穴，双耳交替，急性期可每天放血1次。

耳穴压丸法

取所有主穴，随症选取配穴。先于耳区内探寻敏感点，用王不留行子或磁珠贴压，每次取一侧耳穴，双耳交替。3~5天换1次，10次为1个疗程，每个疗程间休息10天。

耳穴埋针法

取主穴 3~4 个，随症选取配穴，每次取一侧耳穴，左右耳交替。每天自行按揉 3~5 次，留针 3~5 天。

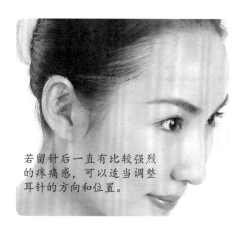

若留针后一直有比较强烈的疼痛感，可以适当调整耳针的方向和位置。

老中医有话说

不吸烟，保持外耳道清洁，积极预防感冒

1. 保持外耳道的洁净与干燥，特别是洗头或洗澡时，可用消毒药棉松松地堵塞在外耳道口。急性中耳炎应当注意病情变化，防止产生变证而危及生命。

2. 由于中耳炎属于细菌、病毒感染性疾病，所以应当积极预防感冒、避免耳道进脏水等，减少诱发因素。

3. 科学喂养，提高婴幼儿的免疫力，保护孩子免受感染。

4. 避免吸烟或吸二手烟，同时减少咽鼓管周围的鼻咽组织损伤，避免咽鼓管堵塞。

5. 发病期间，禁止游泳。

白茯苓粥，健脾渗湿

白茯苓 15 克，粳米 50 克。将白茯苓研成细末，和洗净的粳米一同放入砂锅内，加适量水，煮成稠粥，每天 2 次，分早晚温热服食。

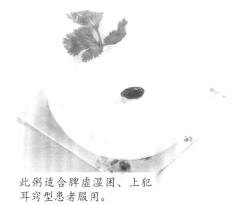

此粥适合脾虚湿困、上犯耳窍型患者服用。

牙痛

　　牙痛是指因各种原因引起的以牙齿疼痛为主要表现的病症，是口腔疾患中的一种常见病。牙痛多由龋齿、根尖周围炎、冠周炎、牙周炎等引起。

牙痛有哪些症状

　　牙痛表现为牙齿疼痛，每因冷、热、酸等刺激诱发或加重，有牙龈红肿、牙龈出血、龈肉萎缩、牙齿松动、咀嚼困难等症状，也可有龋齿的存在。

什么原因导致牙痛

　　中医认为，引起牙痛的原因有很多，可因风火上炎所致；或因风寒之邪客于牙体所致；或因肝肾两虚所致；或因虫蚀孔所致。

牙痛可分为实火和虚火
实火中的风火牙痛多见于根尖周围炎，而胃火牙痛多见于冠周炎；虚火牙痛多见于慢性牙周炎。

主穴如何选	
主穴	**取穴原则**
颌、牙、口	可止痛消炎、清热解毒
三焦	为治疗牙痛奇穴
神门、耳尖	镇静止痛

配穴如何选	
配穴	**适用人群**
肺	风火牙痛者
胃、大肠	胃火牙痛者
肾	虚火牙痛者

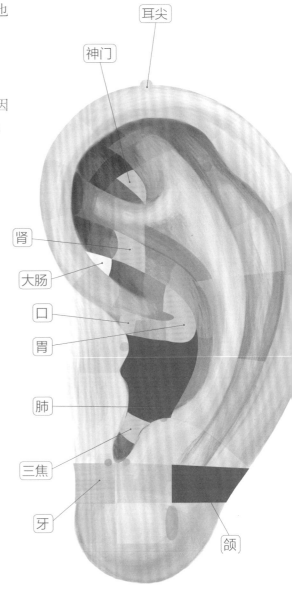

耳穴操作方法

耳穴压丸法

取所有主穴，并随症取配穴，先在耳穴区内探寻敏感点，用王不留行子或磁珠贴压，手法以直压或对压为主，实证宜强刺激，每次取一侧耳穴，双耳交替。3天换1次，5次为1个疗程。疼痛较重时可贴压双侧耳穴。

耳穴放血法

取主穴2~3个，随症选取配穴1~2个，常规消毒后，对所选耳穴进行点刺，挤出血液5~10滴，用干棉球稍加压迫。一般每天1次，1周为1个疗程。

耳穴疗法注意事项

● 治疗前先探明敏感点和阳性反应点是治疗成败的关键。

● 耳穴治疗牙痛前要先查明牙痛原因，对于由龋齿、牙周脓肿等引起的牙痛，要先祛除病因，否则容易反复发作。

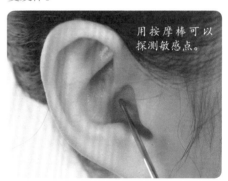

用按摩棒可以探测敏感点。

老中医有话说

注意保护牙齿，早晚刷牙清洁到位

1. 注意口腔卫生，养成早晚刷牙、饭后漱口的好习惯；发现蛀牙应及时治疗。

2. 勿吃过硬食物，少吃过酸、过冷、过热食物，忌酒。

3. 睡前不宜吃糖，也不宜食用饼干等高淀粉食物。

4. 保持精神愉快，避免大怒。

食疗小偏方，治疗牙痛有妙招

1. **陈醋花椒饮**：将陈醋120毫升、花椒30克放入锅中，小火熬沸后取数粒花椒含在口中，3~5分钟吐出，切勿吞下。

2. **二冬粥**：将麦冬、天冬各50克洗净，切碎，同粳米100克，加水适量，熬煮成粥，每天1次，适用于虚火牙痛者。

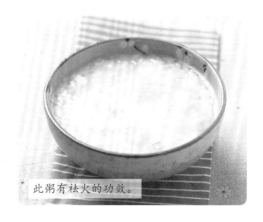

此粥有祛火的功效。

口腔溃疡

口腔溃疡是一种常见的发生于口腔黏膜的溃疡性损伤病症，多见于唇内侧、舌头、舌腹、颊黏膜、前庭沟、软腭等部位，这些部位的黏膜缺乏角质化层或角化较差。

口腔溃疡有哪些症状

口腔溃疡指发生在口腔黏膜上的浅表性溃疡，疡面从米粒至黄豆大小，为圆形或卵圆形，溃疡面凹陷，周围充血。口腔溃疡发作时疼痛剧烈，局部灼痛感明显，严重者还会影响饮食、说话，对日常生活造成困扰。

什么原因导致口腔溃疡

口腔溃疡属中医学的"口疮""口疡""口疳"的范畴，分为虚证、实证两类。实证多因心脾积热，循经上炎于口，热腐黏膜而致；虚证多为阴虚火旺，虚火上炎，灼于口腔，伤及口舌肌膜，或脾肾阳虚，虚阳上越而致。

主穴如何选	
主穴	**取穴原则**
口、舌	可以清热解毒、疏通气血
神门、皮质下、内分泌	镇静止痛
肺	肺主皮毛，刺激肺穴有利于溃烂的口腔黏膜修复
肾上腺	可抗感染，增强人体免疫力

配穴如何选	
配穴	**适用人群**
小肠、胃	心胃积热者
耳尖	外感热邪者
肾	阴虚火旺者

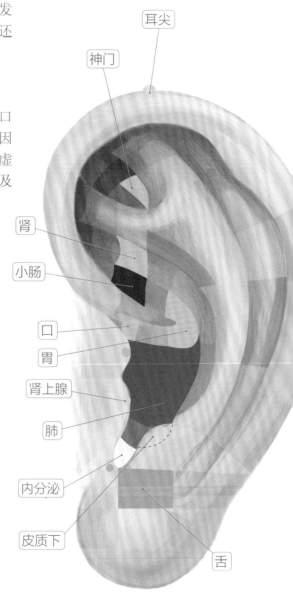

耳尖
神门
肾
小肠
口
胃
肾上腺
肺
内分泌
皮质下
舌

注：虚线内穴位代表该穴在内侧面。

耳穴操作方法

耳灸法

点燃艾条一端，对准所选的耳穴，距离约2厘米，采用雀啄灸法。每日1~2次，每穴艾灸5~10分钟，以皮肤发红、温热不灼烫为宜。每次灸一侧耳穴，隔日换灸另一侧耳穴，两耳交替，直至痊愈。此法适用于口腔溃疡反复发作，或此愈彼起的虚证患者。

耳穴压丸法

取所有主穴和配穴2~3个，可选用王不留行子或磁珠贴压，每次取一侧耳穴，双耳交替。2~3天换1次，5次为1个疗程，每个疗程间休息3~5天。

耳部按摩法

先用双手拇指、食指捏住耳垂，由上而下，一边下拉，一边摩擦，拇指、食指离开耳垂时，则耳垂弹回；再按压咽喉。力度由轻至重，每次3~5分钟，早晚各1次。

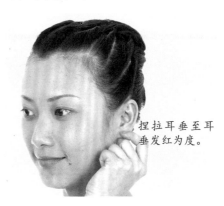

捏拉耳垂至耳垂发红为度。

老中医有话说

注意营养均衡，生活规律，多喝水

1. 注意口腔卫生，每次进食后，可用淡盐水漱口。

2. 饮食宜清淡，营养均衡，多吃新鲜蔬菜、瓜果，尤其是富含维生素 C 的食物，如橙子等。

3. 少食用调味品，如辣椒、醋、姜、葱、八角等；少吃辛辣、厚腻食品，多饮水，戒烟酒。

4. 生活要有规律，注意休息，避免过度疲劳。

谨防癌前病变

需引起注意的是，口腔溃疡经久不愈，溃疡面大而深，有可能是一种癌前病损，极易癌变，必要时做活体组织检查以明确诊断。

选择不同功效药膳，辅助调理好得更快

1. **莲草茶：**将莲子 15 克、甘草 2 克、绿茶 5 克一并放入茶杯内，冲入开水浸泡，代茶频饮，可清心泻热。

2. **木耳山楂饮：**泡发银耳 5 克、鲜黑木耳 20 克、山楂 10 克，水煎即可，有开胃消食、补充微量元素等功效。

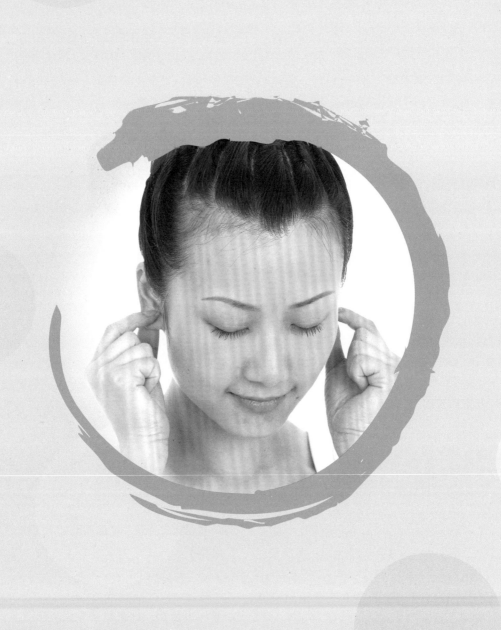

第四章

耳穴按摩，日常保健更轻松

现代人生活节奏快，压力大，很多人身体呈现出亚健康状态，所以即使没有疾病，也要好好爱护自己的身体，这样才能使健康常伴左右。累的时候做做耳穴按摩消除疲劳，人会变得神采奕奕。睡眠不好的人可以用养心安神按摩法来调节睡眠，耳穴疗法可以用在日常生活保健中，为我们的健康保驾护航。

消除疲劳

疲劳症状： 短期记忆力减退或者注意力不能集中，咽痛、淋巴结痛、肌肉酸痛、不伴有红肿的关节疼痛、新发头痛以及睡眠后精力不能恢复等。

按摩时间与次数： 可随时随地按摩。

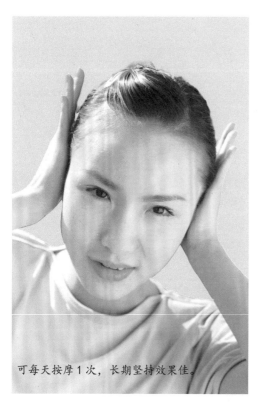

可每天按摩 1 次，长期坚持效果佳。

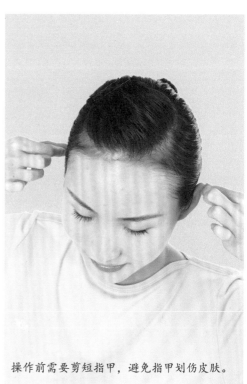

操作前需要剪短指甲，避免指甲划伤皮肤。

1 双手掌心摩擦发热后，按摩耳郭腹面；再将耳郭向前折，按摩背面。每面反复按摩 4~6 次，以全耳发热、发红为宜。

2 用双手拇指和食指夹捏耳郭尖端，向上揪、揉、捏、摩擦，反复做 20 次左右，以局部发热、发红为宜。

调和脾胃

脾胃不和症状：食欲减退与食后腹胀同时并见，脘腹胀痛，甚至出现腹泻、嗳气、恶心、呕吐等症。

按摩时间与次数：每天按摩2~3次。

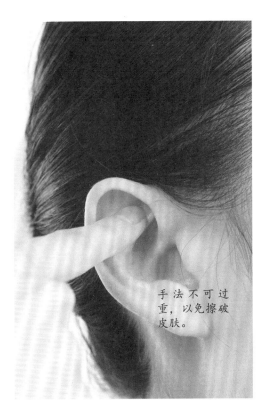

手法不可过重，以免擦破皮肤。

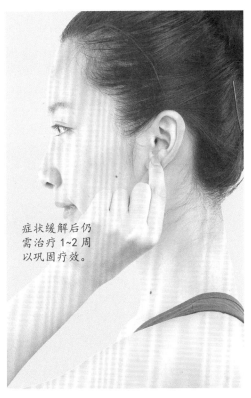

症状缓解后仍需治疗1~2周以巩固疗效。

1 用食指指腹自三角窝开始，向耳甲艇、耳甲腔处按摩，重点按摩耳甲艇处，手法宜轻柔，用力宜均匀。

2 用拇指、食指指腹相对分别捏耳轮、耳屏、耳垂，以感觉发热为宜，每次按摩2分钟，每天2~3次。

养心安神

　　心血不足症状：心悸易惊、健忘失眠、精神恍惚、多梦、遗精、口舌生疮、大便燥结。

　　按摩时间与次数：可随时随地按摩。

耳部刺激　神门、心、脑干

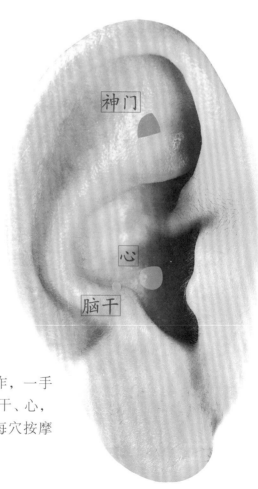

神门

心

脑干

　　可以自己对着镜子操作，一手取按摩棒依次对准神门、脑干、心，以适中的力度进行按摩，每穴按摩1~2分钟。

疏肝解郁

肝郁不畅症状：胃脘胀满，攻撑作痛、痛及两胁，情志不畅时更甚；或呕吐吞酸、嗳气频作、饮食减少。

按摩时间与次数：可随时随地按摩。

耳部刺激　神门、脑干、心、肝、脾

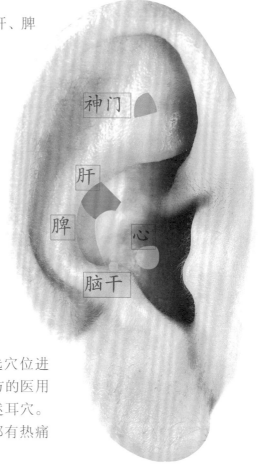

　　用医用酒精棉球对所选穴位进行消毒，然后用0.5厘米见方的医用胶布，将小米粒压贴于上述耳穴。各穴捏压30秒左右，以耳部有热痛感为宜，保留压贴物。

强肾生精

肾虚症状：小儿生长发育迟缓；成人生殖功能减退、早衰，耳鸣，发脱，牙齿松动，健忘等。

按摩时间与次数：可随时随地按摩。

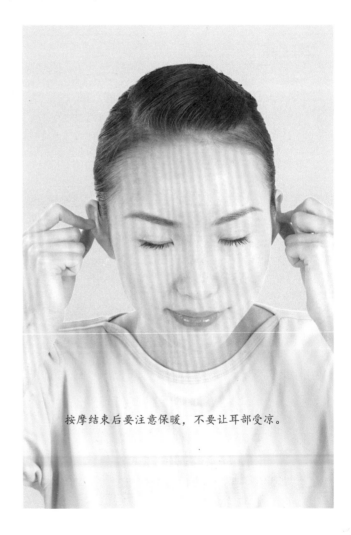

按摩结束后要注意保暖，不要让耳部受凉。

双手握成空拳，用拇指和食指指腹，沿耳轮上下来回推摩，至耳轮充血发热为宜。

排毒养颜

毒素堆积症状：皮肤有风团、瘙痒，颜色发红或呈苍白色，风团会逐渐蔓延，连成一片。

按摩时间与次数：可随时随地按摩。

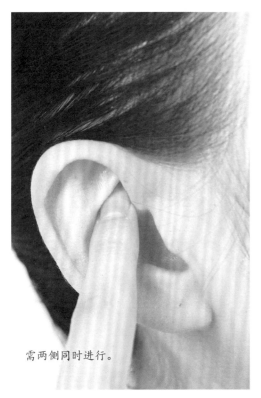

需两侧同时进行。

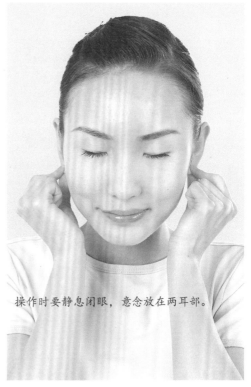

操作时要静息闭眼，意念放在两耳部。

1 用食指指腹从三角窝开始，向耳甲艇、耳甲腔处按摩，重点按摩耳甲艇处，手法宜轻柔，用力宜均匀。

2 用食指和拇指指腹对耳屏和耳垂进行捏揉，按摩时动作要轻柔，先上后下，反复按摩一段时间，以感觉发热为宜。

3 两手食指和中指伸直并拢，从下耳根后缘开始，向上逐级按压，直至上耳根后缘，接着绕过上耳根前缘，自上而下逐级按压到下耳根前缘，然后再绕过后缘，周而复始。这样一后上，一前下，绕转耳根按摩 10~15 次，以耳郭微红、微热为宜。

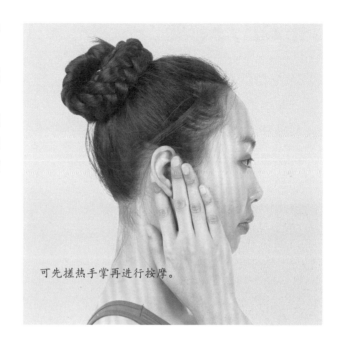

可先搓热手掌再进行按摩。

4 双手五指并拢，摩擦发热后，掌心对准外耳道口，掌缘紧贴两侧耳鬓，使"热气"发送全耳，沿着耳屏、对耳屏、耳轮渐渐向耳后推按，直至手掌离开耳轮，两手交叉于脑后；接着手掌沿着耳后往回拉摩，将耳背压倒，直到五指离开耳郭，滑向面颊。这样一推一拉往返按摩 10~15 次，通过手掌向全耳发送"热气"，以耳郭微红、微热为宜。

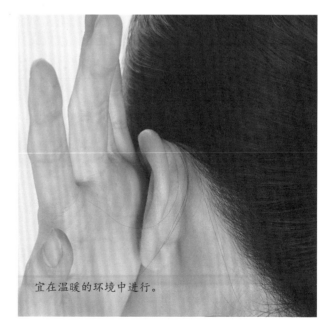

宜在温暖的环境中进行。

提高免疫力

免疫力低下的表现：营养不良、体质虚弱、精神萎靡、疲乏无力、感冒、发烧不断、食欲减退、睡眠障碍等。

按摩注意事项：此法简便易行，整套动作宜缓慢，次数稍有出入无妨。意念一定要集中，坐、立、躺等姿势均可。早晚各做1次。在室内按摩时需要保持空气畅通。

1

双目正视前方，微闭。身体与四肢安放在自我感觉舒适的位置。将舌尖抵住门牙背的牙龈处，使心神安宁，全身放松，呼吸自然，不可屏气。意念集中于脐下三寸的丹田，约10分钟。接着轻轻举起双手，相互搓手心约50次，使其发热，随后按下列步骤进行。

2

用手心捂住全耳片刻，使耳朵有热感。然后伴随耳内"嗡嗡"之声，突然将双手松开离耳。如此反复动作，再捂耳，再松开，共10次。

3

用食指、拇指指腹稍用力捏住耳轮，从耳轮脚外，沿着耳轮周边揉动直到耳尾，来回转动，共36次。

4

用双手食指指腹从耳轮下脚到耳屏处来回做椭圆形旋转，共36次。

5

用食指插入耳孔，来回旋转20次，伴有"隆隆"声，接着将食指从耳孔内骤然拔出，再插入尽量深一些，再拔出，共20次。

6

用食指、拇指指腹捏住耳垂，食指在前，拇指在后，旋转式揉耳6次。

7

用食指、拇指指腹捏住耳轮位置，用力向上牵拉20次；然后向后牵拉20次；再捏住耳垂处，用力向下牵拉20次。

8

用食指或中指按在听宫穴上，一按一放，出现微微震动，使耳内发出"隆隆"声，共36次。

9

双手心捂住两耳，十指贴在后脑处，将食指叠在中指上；接着食指从中指上滑下，轻轻叩击后脑部，发出"隆隆"共振之声，共36次。

10

在结束上述按耳动作后，再用双手十指尖从额前发际开始操作，稍用力沿着头皮向上按压，经头顶的通天穴、百会穴等穴位，至后颈部风池穴处结束，共操作36次。

按耳强身

 按全耳，日常保健

自我按摩时，应采用轻柔手法进行按摩，左手置于左耳，右手置于右耳，拇指置耳后背，食指置耳正面，夹住耳郭进行全耳揉按。先按耳正面，再按耳后背，全面揉按，一遍为1次，双手同时操作10~15次。然后重点摩耳轮、擦耳壳。

 揉耳郭，热感宜

先用双手的拇指与食指分别揉按、摩擦两耳的耳郭，同时用力向下拉动耳垂。再用双手掌心对向太阳穴，按握住耳郭顺时针方向揉动15次，逆时针方向揉动15次，以耳边红而充血为度。对于耳郭的按摩，不拘泥于手法，以两耳皮肤泛红并有热感为宜。每日可按摩数次，每次不拘时限；也可在每日早晚洗脸时，用毛巾上、下、左、右揉搓耳郭，并用毛巾裹着手指在耳甲腔、耳甲艇、三角窝及耳孔中擦揉，以耳郭发热为度。

 鸣天鼓，增听力

鸣天鼓，就是将双手分别捂盖于双侧耳部，用手掌心紧贴按耳门，先按压两耳14次，然后用伸向脑后的手指轻轻叩打枕部的风池、哑门、天柱诸穴9次，如此重复3遍，可听到"嘭、嘭、嘭"的震响；或连续弹指15分钟即可。可达到疏通气血、提神醒脑、增强听力和防治耳鸣耳聋的功效。

4 提双耳，可强身

每天早晨起床后，即以右手绕过头顶，向上拉左耳30次，再以左手绕过头顶，向上拉右耳30次，或用双手捏住双耳耳尖（耳轮最高处），双手同时用力向上提拉，一提一放为1次，共30次。"人身十二经脉皆上络于耳"，提拉双耳牵动十二经脉，从而使全身各个器官受益，促进整个机体的强健，特别是脑部。坚持锻炼，对于预防疾病、强身健体有一定作用。

5 拉耳垂，明目神

用双手拇指、食指两指指腹夹住耳垂向下拉动，一拉一放为1次，共50次。耳垂为耳全息穴的头面区，眼穴就在耳垂正中，夹拉耳垂，能使头脑清醒、眼明神足。

6 捻耳垂，通气血

用双手拇指指腹分别抵住双耳耳垂后部，食指指腹按于耳垂前部，两指相对用力捻耳垂，同时稍微向下牵引。牵引的力量以不使耳根及耳郭部分疼痛为度，以两耳发热且感觉舒适为宜，共捻30~50次。此方法具有疏通气血、清脑明目之功效。

7 钻耳眼，能聪耳

将两手食指分别轻轻插入外耳孔，先按顺时针方向搅动，再按逆时针方向搅动，各操作30次。必须注意，用力要均匀，切勿损伤外耳道皮肤。钻耳眼不仅对耳鸣、头痛、眼花等症有一定的疗效，而且能使人耳聪目明。

8 掐痛点，防疾病

如果自己患病，或未发现自己生病时都可用食指指尖在耳郭上依次寻找敏感的疼痛点。如寻找到一个或数个敏感的疼痛点，就可用食指指尖对准疼痛点掐按十几次，以疼痛点处有胀痛感为宜，此法有利于防病治病，保障健康。